朝聚眼科医院集团眼科检查系列丛书

简明眼科相干光断层扫描操作阅片手册

JIANMING YANKE XIANGGANGUANG DUANCENG
SAOMIAO CAOZUO YUEPIAN SHOUCE

主　编　王占平

主　审　陈有信

北京科学技术出版社

图书在版编目（CIP）数据

简明眼科相干光断层扫描操作阅片手册 / 王占平
主编. -- 北京：北京科学技术出版社, 2023.10
　ISBN 978-7-5714-3151-8

　Ⅰ.①简… Ⅱ.①王… Ⅲ.①眼病—计算机X线扫描
体层摄影—手册 Ⅳ.①R816.97-62

中国国家版本馆CIP数据核字(2023)第135799号

责任编辑：张真真
责任校对：贾　荣
图文制作：申　彪
责任印制：吕　越
出 版 人：曾庆宇
出版发行：北京科学技术出版社
社　　址：北京西直门南大街16号
邮政编码：100035
电　　话：0086 - 10 - 66135495（总编室）　0086 - 10 - 66113227（发行部）
网　　址：www.bkydw.cn
印　　刷：北京捷迅佳彩印刷有限公司
开　　本：710 mm × 1000 mm　1/16
字　　数：310千字
印　　张：18.25
版　　次：2023年10月第1版
印　　次：2023年10月第1次印刷
ISBN 978-7-5714-3151-8

定　　价：180.00元

编者名单

主　编：王占平

主　审：陈有信

副主编：杨亚军　刘彩辉

编　者：（按姓氏笔画排序）

马梅莲　王占平　付庆东　江美慧

冯　健　任晓宇　刘晓琳　刘彩辉

李真伟　杨亚军　周海生　郭晋波

随着眼科影像检查技术的飞速发展，20 世纪 90 年代初开始应用于眼科临床的相干光断层扫描（optical coherence tomography，OCT）技术，临床应用日益广泛。在 OCT 出现之前，没有任何一项眼科检查技术可以让人们观察到视网膜的细微分层立体结构。OCT 为非侵入性的成像技术，以操作简便、检查速度快、无须接触眼球、没有创伤的特点，成为眼科诊断眼底疾病的利器。

为便于广大初级眼科医师快速掌握 OCT 阅片技术，提高对眼底疾病诊断水平，促进眼底疾病的研究，在朝聚眼科医院集团管理层以及朝聚眼科医院集团学科建设委员会的指导下，集朝聚眼科医学影像学组集体智慧编撰而成的《简明眼科相干光断层扫描操作阅片手册》，作为朝聚眼科医院集团眼科检查系列丛书之一终于即将出版。

本书共分为 17 个章节，语言精炼、图片清晰，是一本实用的 OCT 阅片指导手册。本书系统地阐述了 OCT 阅片时需要掌握的基本知识及要点，内容涵盖了近年来朝聚眼科医院集团各分院在临床工作中积累的典型眼底病例资料。本书第一部分简单介绍了 OCT 影像技术和基本操作，第二部分阐述常见眼底疾病 OCT 图像的读图要点，以多模式影像形式展示常见眼底疾病的 OCT 表现，从不同视角和不同病程展现各种眼底疾病的发生、发展、转归。

本书的主编王占平医师为朝聚眼科医院集团医学影像学组创始人和学科带头人，现任承德朝聚眼科医院特检科主任，他从事眼科特检工作已近 30 年，对眼底疾病影像表现的分析和解读有非常丰富的经验。

本书的宗旨是帮助初级眼科医师快速掌握常见眼底疾病的 OCT 图像特征，在实际工作中根据 OCT 影像做出正确的临床判断，特此推荐。

（陈有信）

2023 年 7 月

王占平医师 1993 年在医学院校毕业后即入职内蒙古包头朝聚眼科医院从事临床工作，后来由于工作需要和个人爱好，从眼科临床转为功能检查岗位，是朝聚眼科医院集团最早的眼科专业功能和影像检查医师，也是朝聚眼科医院集团功能和影像检查专业当仁不让的创始人，为集团培养了许多影像专业人才。

集团创始人张朝聚、张小利和张波州医师为了更好地服务广大眼病患者，特别重视引进现代眼科新设备和新技术，每当有新的医疗设备或技术出现，都要千方百计引入，所以朝聚眼科医院集团在眼科功能和影像检查领域一直保持国内先进水平。王占平医师是我的大学同学，聪明好学，特别喜欢探究现代信息和物理学技术在眼科领域的应用，我们往往都惊叹于他对相关技术的理解和应用。

集团创始人张朝聚先生生前曾多次叮嘱王占平医师要加强眼科影像专业技术的学习和应用，要重视临床资料的搜集和整理，在适当条件下编辑成书，但由于当时条件所限，遗憾在老院长去世时也未能完成书籍编撰。

随着现代科学技术不断进步，朝聚眼科医院集团功能和影像检查专业也得到了日新月异的发展和进步，始终处于国内先进水平，涌现出一大批像王占平医师这样专业水平高的人才队伍，他们不仅有丰富的专业知识和经验，也积累了大量的临床资料，编撰一套适合临床眼科医师学习和参考的工具丛书的条件已经成熟。

在集团首席技术监督官杨亚军主任医师的领导和支持下，王占平医师带领集团各个分院特检科医师辛勤编撰，并有幸承蒙北京协和医院眼科主任陈有信教授的细心、倾力主审，此书终于出版了。这不仅实现了朝聚眼科医院集团创始人张朝聚先生的夙愿，也见证了三代朝聚眼科医师的辛勤努力和成绩，为此我感到欢欣鼓舞。

本书可以帮助刚毕业的医学院校学生和眼科住院医师更快速地了解和认识常见眼底疾病，并通过相干光断层扫描（OCT）技术，直观地对常见眼底疾病的发生、发展、转归、预后有一个全面的认识和理解。千里之行，始于足下，书中难免有这样或那样的不足之处，希望王占平医师和朝聚眼科医院集团相关专业医师不忘初心、牢记使命，不断总结和完善各种资料，把本系列丛书的每一册编撰成精品，为我国低年资眼科医师的入门、提高尽一点微薄之力。

（张丰生）

于美国马里兰州波多马克市

2023 年 6 月

传统的眼底检查包括使用直接和间接检眼镜以及各种前置镜、眼底照相、荧光素眼底血管造影或吲哚菁绿脉络膜血管造影等检查手段，这些都是平面检查，不能分辨疾病的深度层次。视网膜相干光断层扫描（OCT）技术的出现，使眼底检查进入了一个全新时代，临床医师开始重新认识眼底疾病，对其了解得更深入、更精细。目前视网膜相干光断层成像已经从时域 OCT 进入了扫频光源 OCT（SS-OCT）时代，其特点是具有更高的分辨率、更深且更大的扫描范围和更快速的扫描速度，类似 CT 的分层扫描，能清晰地显示玻璃体、视网膜和脉络膜的每一层结构，发现细微的早期病变，减少误诊、漏诊，从而为眼底病变的诊断提供"金标准"，堪称"眼科界的 CT"。扫频 OCT 的出现实现了活体玻璃体的可视化，更为重要的是，对玻璃体视网膜交界面的观察更为精细，对脉络膜结构能够清晰显示，使眼科医师认识到脉络膜对视网膜疾病发生、发展和转归的重要意义，并对眼底疾病的发病机制有了新认识。总而言之，在眼底影像学飞速发展的今天，OCT 是了解眼科疾病发生、发展和转归的一个全新的重要工具。Eye-Tracking 动眼追踪技术衍生出 TruTrack™技术，实现了随诊时精确对位眼底同一位置，为精确量化评价疾病进展和治疗效果提供了可能，是评估光动力疗法（photodynamic therapy，PDT）、抗血管内皮生长因子（vascular endothelial growth factor，VEGF）治疗疗效的金标准。针对眼科常见的动静脉血管阻塞、黄斑病变、病理性近视眼底病变、高血压眼底病变、糖尿病眼底病变等，OCT 技术可以帮助眼科医师评估治疗效果和转归预后，造福广大眼底病患者，提高他们的生活质量。

朝聚眼科医院集团创始人张朝聚老先生早在 20 世纪 90 年代就率先引进了当时国际上先进的眼科检查和治疗设备，如眼部 AB 超声诊断仪、全自动电脑视野计、非接触式眼压计、荧光眼底血管造影仪、电脑综合验光仪、玻璃体切割机、超声乳化仪、氩激光眼底治疗仪、YAG 眼前节激光治疗仪等高端设备。要知道，在那个年代，基层眼科的诊疗设备大多非常落后，基本上就是裂隙灯显微镜、手持式检眼镜、接触式眼压计这些简单得不能再简单的设备。老先生在世时，一直想出版一本眼科影像检查图谱类书籍，而且对我寄予厚望，希望我能实现这个愿望。但是囿于当时条件和能力所限，一直未能如愿。现在集团创始人张波洲、张小利、张丰生先生秉承老院长的夙愿和遗愿，再三郑重叮嘱我要把这项工作继续下去。在集团的大力支持下，有幸承蒙北京协和医院眼科主任陈有信教授的细心、倾力主审，集团各分院特殊检查科医师辛苦编撰，本书终于作为朝聚眼科医院集团眼科检查系列丛书之一即将出版发行，算是实现了老院长的夙愿。在此谨对为本书出版辛勤付出的老师和同事们表示衷心的感谢！

本书理论联系实际，图像来自国际领先的 OCT 检查设备，图像清晰，并采用多模式影像并排的方法，从不同视角和不同病程展现各种眼底疾病。书中涵盖了近几年朝聚眼科医院集团各分院在临床工作中积累的典型眼底病例资料，尽可能包含疾病早、中、晚各期的影像表现，图文并茂，重在读图，旨在帮助医学生和刚参加工作的眼科医师对眼底疾病的发生、发展、转归、预后有一个全面、直观的认识，快速成长。另外，本书也可作为集团内部特检科医师和临床医师的培训教材和参考用书。

由于编者知识有限，书中难免存在缺点和错误，恳请各位专家老师和眼科同道批评指正，以利长进。

王占平

2022 年 7 月 2 日

目　录

第一篇　总　论

第一章 相干光断层扫描概述

相干光断层扫描（optical coherence tomography，OCT；又称相干光断层成像）是近 20 余年应用于眼科的新型技术，也是近年来发展较快的一种最具发展前途的新型断层成像技术，在生物活体组织检测和成像方面具有广阔的应用前景，已在眼科、牙科和皮肤科疾病的临床诊断中广泛应用，是继 CT 和 MRI 技术之后医学领域的重大发明。

一、OCT 发展简史

OCT 是从相干光反射计发展而来的。1991 年，美国麻省理工学院的 David Huang 等人在《科学》（Science）杂志上首先报道了 OCT 技术。之后，Schmitt 等将此技术用于生物组织光学特性相关参数的测量，取得了很好的效果。1996 年，位于美国加利福尼亚州的卡尔蔡司公司（Carl Zeiss Meditec, Inc. of California）把眼科 OCT 产品投放市场（见图 1-0-1）。

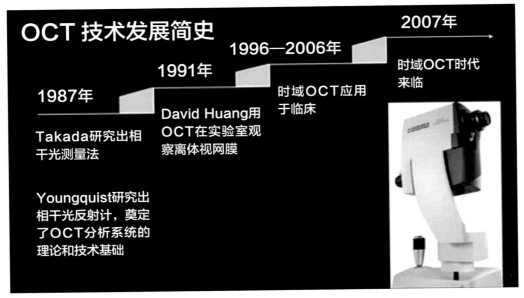

图 1-0-1　OCT 的发展简史

二、OCT 成像原理

OCT 利用相干光反射计的基本原理，检测生物组织不同深度层面对入射弱相干光的背向反射或几次散射信号，通过扫描，得到生物组织的二维或三维结构图像。光源发出的 870 nm 近红外光线分成两束，一束发射到被检测组织（这段光束被称为信号臂），另一束发射到参照反光镜（称为参考臂）。然后把从组织（信号臂）和反光镜（参考臂）反射回来的两束光信号叠加，当信号臂和参考臂的长度一致时，就会发生干涉，从组织中反射回来的光信号随组织的性质不同而显示不同强度的信号，把它与反光镜反射回来的参考光信号叠加，光波定点方向一致时信号增强（增加干涉），光波定点方向相反时信号减弱（消减干涉）。形成干涉的条件是光波频率相同、相位差恒定。由于干涉现象只发生在信号臂和参考臂长度相同时，所以改变反光镜的位置，就改变了参考臂的长度，则可以得到不同深度的组织的信号。这些光信号经过计算机处理，便可得到组织断层图像。

三、OCT 的分类

目前 OCT 分三 3 大类：时域 OCT（time domain OCT，TD-OCT）、频域 OCT（spectral domain OCT，SD-OCT）及扫频光源 OCT（swept source OCT，SS-OCT）。

时域 OCT 是把在同一时间从组织中反射回来的光信号与参照反光镜反射回来的光信号叠加、干涉，然后成像。

频域 OCT 的特点是参考臂的参照反光镜固定不动，通过改变光波的频率实现信号的干涉。频域 OCT 技术和时域 OCT 相比，在使系统灵敏度改善的同时显著地提高了图像采集速度。频域 OCT 在扫描速度提高的同时图像的分辨率也得到了提高，可以更清晰地看到病变的细微结构。SS-OCT 是最新一代的 OCT 成像技术，它兼具 TD-OCT 的单点检测和 SD-OCT 的快速成像的优点，可以提供更长、更深的探测深度和超高的图像采集速度，且具有更强大的消除运动伪影的功能。相比 SD-OCT，SS-OCT 的灵敏度更高。实现 SS-OCT 的核心器件是扫频激光光源，它发射窄带相干光。扫描光源的改变，实现了扫描速度的飞跃，结合 SS-OCT 在扫描波长（从原先的 800 nm 变为 1 μm）的改进，使成像的清晰度、扫描的深度及范围都较前几代 OCT 取得了突飞猛进的发展，OCT 已进入扫频光源时代。SS-OCT 完美地实现了上述两方面进步的整合，在探测速度和精确性大幅提高的基础上还融入了血流成像技术，实现了 OCT 技术在硬件和软件上的两大突破。SS-OCT 的出现，实现了活体玻璃体的可视化，更为重要的是，对于玻璃体视网膜交界面的观察更为精细。另外，SS-OCT 对于脉络膜结构的观察，对眼底疾病发病机制的深入认识也起到了重要作用。总而言之，在眼底影像学飞速发展的今天，SS-OCT 是眼科医师在临床中了解眼底疾病发生、发展和转归的一个全新的重要工具，我们已经步入了 OCT 的扫频光源时代。

虽然 OCT 从发明至今才短短 20 余年，但其在眼科临床中的应用已越来越广泛。目前 OCT 已经从第 4 代——SD-OCT 发展到扫频光源 SS-OCT，其特点是具有更高的分辨率、更深且更大的扫描范围和更快的扫描速度，能清晰地显示视网膜每一层的结构（图 1-0-2，1-0-3），发现细微的早期病变，减少误诊、漏诊，从而为眼底病变的诊断提供"金标准"，堪称"眼科界的 CT"。Eye-Tracking 动眼追踪技术可以消除扫描伪迹，并具有极高的重复性，在检查中患者不自觉地眨眼、眼球转动时，扫描自动停止，等眼球回到原位时，从断续处继续扫描，有效地避免了眼底信息的丢失和错位。从 Eye-Tracking 动眼追踪技术衍生出的 TruTrack™ 技术，可在随诊时精确对位于眼底同一位置，为精确量化评价眼底疾病的进展和治疗效果提供了可能，是评估 PDT 和抗 VEGF 治疗疗效的金标准。

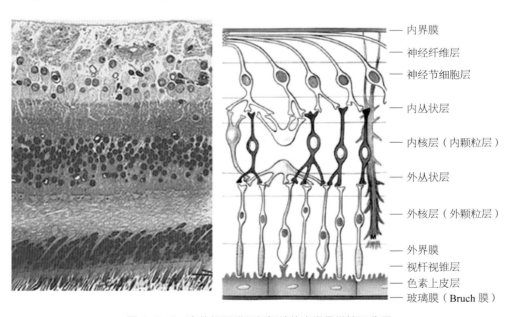

图 1-0-2　离体视网膜组织切片的光学显微镜下分层

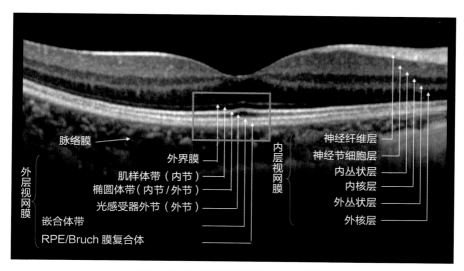

脉络膜 →

外界膜
肌样体带（内节）
椭圆体带（内节/外节）
光感受器外节（外节）
嵌合体带
RPE/Bruch 膜复合体

外层视网膜

内层视网膜

神经纤维层
神经节细胞层
内丛状层
内核层
外丛状层
外核层

图 1-0-3 活体视网膜的 OCT 图像

（王占平 杨亚军）

第一节　图像采集

以海德堡 Spectralis OCT 为例，叙述图像采集的过程。

一、开机

依次启动电源盒、激光盒、电脑，双击桌面上的海德堡工作站图标，启动海德堡软件，进入数据库界面（图 2-1-1）。数据库分为左、右两部分：左边为总数据库，包含该设备所检查的所有患者的影像数据；右边为动态数据库，显示本次工作站运行以来所检查或所读取患者的影像数据。

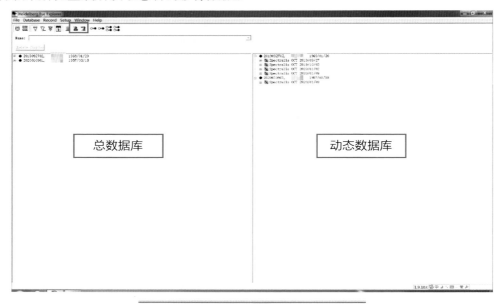

图 2-1-1　数据库界面

二、患者录入信息

鼠标左键点击人像标志，弹出新建患者信息窗口（图 2-1-2），依次输入编号［编号格式为日期（如 20230210）加表示序号的两位数字］，姓名、生日（必填，避免

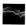

患者重名）、性别，然后弹出窗口（图2-1-3），点击"OK"。在弹出的窗口中，在"Device"下拉菜单中选择"Spectralis OCT"，点击"OK"（图2-1-4），直到出现图像采集窗口，红框中项目为必填项。

图2-1-2　新建患者信息

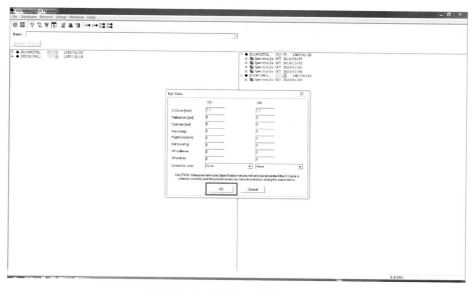

图2-1-3　弹出窗口信息可以不填

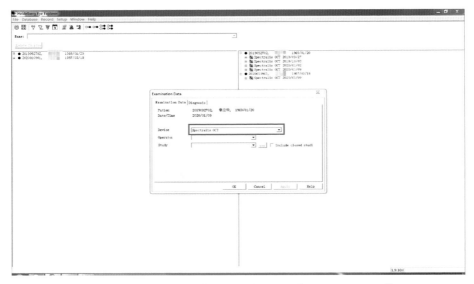

图 2-1-4　在"Device"下拉菜单中选择"Spectralis OCT"

三、准备激光器

当窗口右下角处电源开关键由红色（图 2-1-5）变为黄色（图 2-1-6）时，说明激光已准备好，可以采集图像了。此时，点击黄色开关键，出现图像采集窗口，且电源开关键变为绿色（图 2-1-7）。

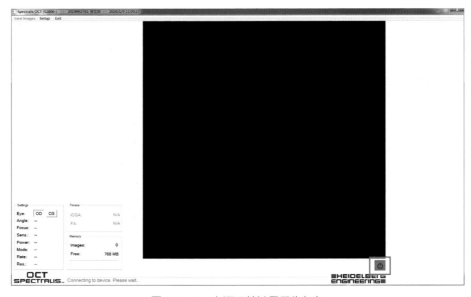

图 2-1-5　电源开关键显示为红色

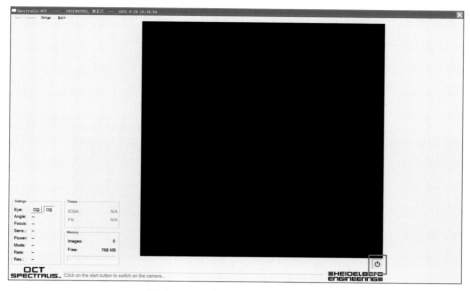

图 2-1-6 电源开关键显示为黄色

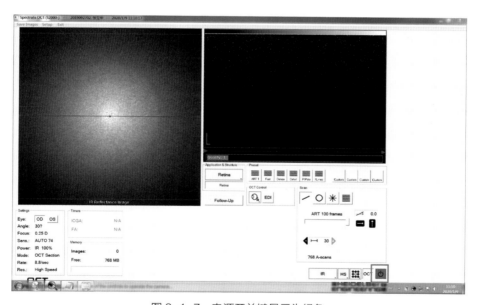

图 2-1-7 电源开关键显示为绿色

四、图像预采集前的准备

调节下颌托和升降台到合适的高度，嘱患者注视镜头内的蓝色固视十字标，如果视力差，则改用外固视标。仪器向前后缓慢移动，直至看到眼底图像，使 OCT 图像显示于 OCT 窗口上方的蓝色方框内，调节屈光补偿旋钮，使眼底图像清晰。对高度近视患者进行眼底扫描时，如果患者的眼轴较长，扫描深度选择"L"或"XL"，常规选择"M"，同时可采用多线垂直方向扫描加深层增强成像（enhanced depth imaging，EDI）模式，使黄斑区图像显示得更加清晰。短眼轴同理，用"S"模式（图2-1-8）。

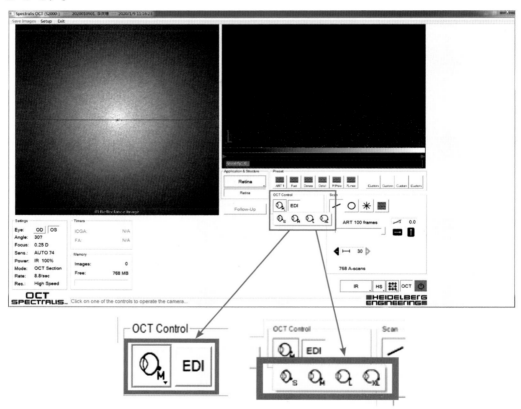

图 2-1-8　扫描深度和 EDI 模式的选择

五、图像采集

持续按压旋转手柄上的按钮 2 秒，获取单线叠加图像，实时叠加降噪技术（automatic real-time，ART）时间数值默认为 100 帧。图像叠加满意后，再次按压旋转手柄上的按钮，获得黄斑的单线叠加图像。选择窗口（红色框内）的采集模式图标，可以进行快速筛查、高密度扫查、视网膜厚度非对称性分析（P.Pole）、全景扫描、ART 决定图像的清晰度（图2-1-9）。

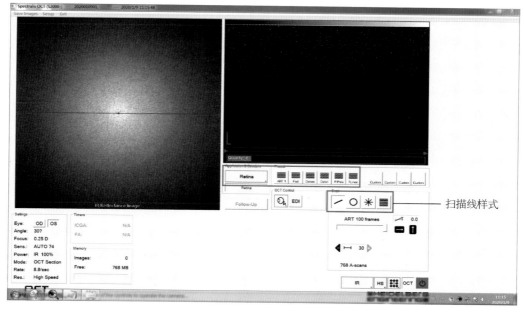

图 2-1-9　图像采集模式和图像清晰度调节参数图标

1. 扫描线样式

（1）单线模式扫描（ ∕ ）：适用于局部高清扫描。

（2）环形扫描（ ○ ）：适用于青光眼筛查的神经纤维层厚度分析。

（3）放射线扫描（ ＊ ）：适用于部分黄斑疾病和视盘部扫描。

（4）3D 扫描（ ▤ ）：适用于大范围病变的广泛扫描。

注意：除环形扫描外，每种扫描线样式的长度、宽度、密度、角度、位置等都可以根据实际需求进行个性化设置。

2. ART　其数值代表同一位置进行重复扫描所叠加的帧数，决定了图像的清晰度。ART 数值越大，图像越清晰，但扫描所需时间也越长。因此，ART 数值的设置要综合考虑患者的配合程度、屈光间质情况以及对图像质量的要求等诸多因素，建议单线模式扫描的 ART 设置为 100 帧，3D 扫描的 ART 设置为 20 ～ 30 帧（图 2-1-10）。

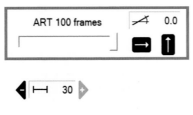

图 2-1-10　ART 数值的设置

3. 固视灯（ ）　固视灯的位置可通过选择屏幕右下角的内固视灯按钮选择内固视方位。单击当前已亮起的内固视灯按钮，可关闭内固视灯，此时，外固视灯自动亮起。

4. 常用扫描参数的预设值（ ） 可以满足多种情况下的临床应用（图 2-1-11）。

5. 定制参数快捷键（ ） 如果在临床或科研中，有常需要用到的个性化扫描参数，则可以点击"Custom"键进行个性化设置。长按"Custom"键 2 秒，输入自定义参数名称，点击"OK"，即可将该组参数保存至该快捷键，由此可一键进入该参数设置。右键点击该快捷键可删除该设置。

6. 常用扫描参数选择　通过旋转、移动扫描线或选择多线模式扫描进行图像采集，也可以选择"Fast"（快速筛查）、"Dense"（高密度扫查）、"P.Pole"（视网膜厚度非对称性分析）、"EDI"及"FDI"等功能键（图 2-1-11）。

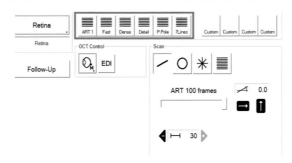

图 2-1-11　常用扫描参数预设值

7. 深层增强成像模式　可对深部的脉络膜组织进行清晰观察。操作方法：在常规模式下调整眼底图像的亮度及屈光度，选择所需扫描参数，点击"EDI"按钮，启动深层增强成像模式，可见之前 OCT 窗口上方的蓝色方框移至下方。前后调整摄像头位置，使 OCT 图像位于蓝色方框范围内。启动 ART，待图像质量满意后获取图像，示例图见图 2-1-12。

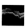

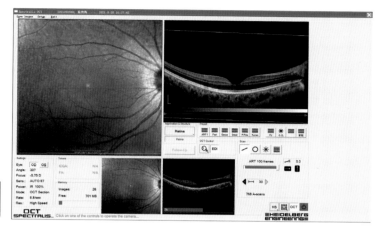

图 2-1-12　深层增强成像模式示例图

六、特殊患者的图像采集技巧

1. 重度白内障患者　通过微调摄像头位置，尽可能采用单线模式扫描，ART 设置为 100 帧，以获取更高质量的图像。

2. 高度近视患者　将眼轴模式设置为"XL"（超长眼轴模式），这时设备参考值会发生自动改变以匹配更长的眼轴。调整屈光度至图像最清晰的状态，适当缩短扫描线长度，必要时将扫描线调整为竖直方向，屈光补偿不足时可佩戴眼镜检查。

3. 硅油眼患者　向远视方向大幅度调整屈光度旋钮，直至红外图像达到最清晰状态以获得相对清晰的 OCT 图像。

4. 眼球震颤患者　采用单线模式扫描，尽可能捕捉黄斑中心凹的图像，并长按手柄按钮锁定。ART 尽量叠加，实在无法叠加，采用抓拍的方法，快速单次单线截图。

5. 眼外肌麻痹患者　采用头位侧倾的方法，使患眼尽量接近正视。

6. 重度玻璃体混浊、积血患者　利用混浊物漂浮的特性，嘱患者向某个方向转动眼球，抓拍图像。

七、随访

随访检查的步骤：先设置参考图像（图 2-1-13，2-1-14），在原先图像处点击鼠标右键，依次选择"Progression""Set Reference"，进入图像采集窗口。单击"Follow-Up"按钮，选择需要随访对比的图像（图 2-1-15，2-1-16）。这时设备会识别患者的眼底信息，扫描线自动由红色变成蓝色，自动定位追踪该位置。调整眼底图像亮度和清晰度，启动 ART，开始获取图像。最终获得同一部位扫描。

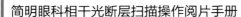

对比示例图（图 2-1-17，2-1-18）。

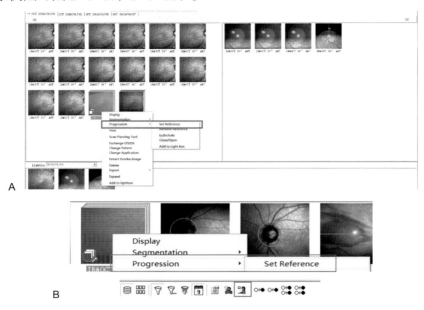

图 2-1-13　设置参考图像。A. 操作界面。B. 操作界面的局部放大

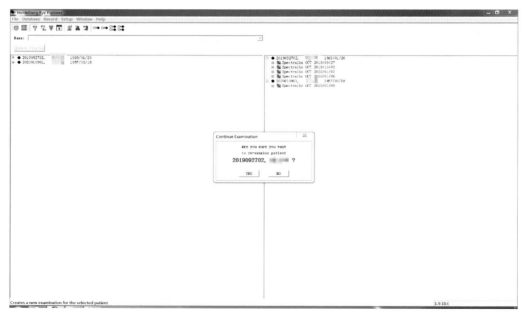

图 2-1-14　确认需要对比的患者信息

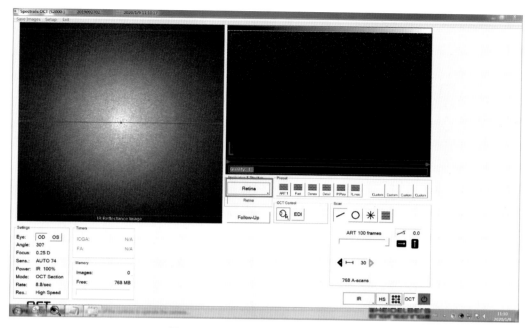

图 2-1-15　单击"Follow-Up"按钮

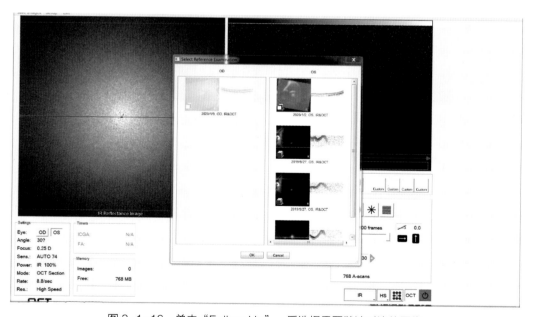

图 2-1-16　单击"Follow-Up"，后选择需要随访对比的图像

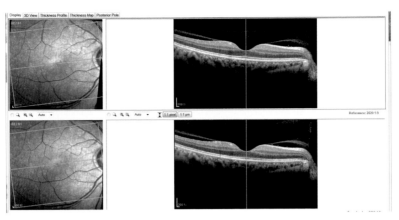

图 2-1-17　同部位扫描对比示例 1

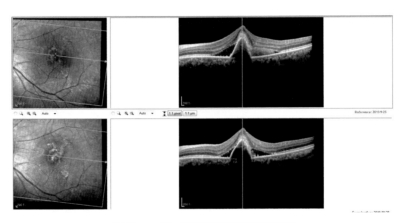

图 2-1-18　同部位扫描对比示例 2

八、视盘扫描

1. 视盘周围视网膜神经纤维层（retinal nerve fiber layer，RNFL）厚度测量　用于评估青光眼的发生、发展，通过将测量结果与正常数据库对比，可以发现神经纤维层缺损。

操作：进入扫描界面后，点击屏幕中央选项，切换至青光眼模式（"Glaucoma"），选择（RNFL）扫描线样式（图 2-1-19），固视灯自动跳转到鼻侧。调整眼底图像亮度及屈光度，启动 ART。用鼠标拖拽扫描环，使内部参考环位于视盘边缘，使视盘位于扫描环中央，确认 OCT 图像的完整性及清晰度，获取图像。视网膜神经纤维层扫描时使环形扫描线的纵向与视盘的中心一致，扫描出来的图像才会有最精确的分析结果（图 2-1-20）。

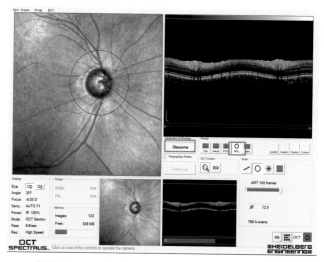

图 2-1-19　视盘周围视网膜神经纤维层厚度扫描

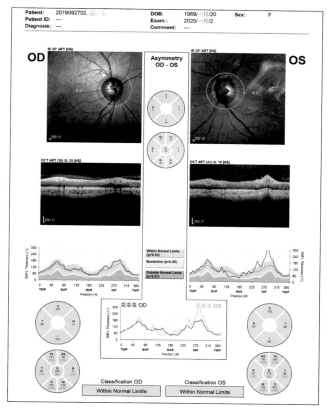

图 2-1-20　视盘周围视网膜神经纤维层厚度测量示例。图中
所示为正常双眼视网膜神经纤维层厚度

2. 视盘形态观察　目的是了解视杯形态改变，用于早期青光眼的筛查、视盘水肿、出血等病变的检查。

操作：进入扫描界面后，点击屏幕中央选项，切换至青光眼模式（"Glaucoma"），选择"ONH"扫描线样式，固视灯自动跳转到鼻侧。调整眼底图像的亮度及屈光度，启动 ART。用鼠标将扫描线中心拖拽至视盘中心，获取图像（图 2-1-21 ~ 2-1-23）。

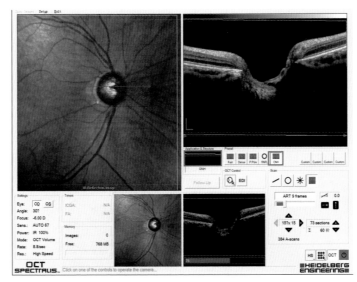

图 2-1-21　正常视盘生理凹陷

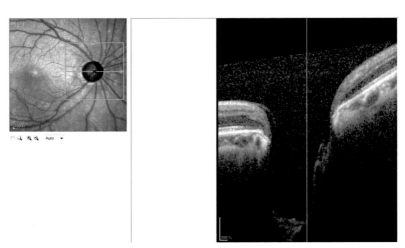

图 2-1-22　视盘生理凹陷加深示例 1

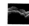

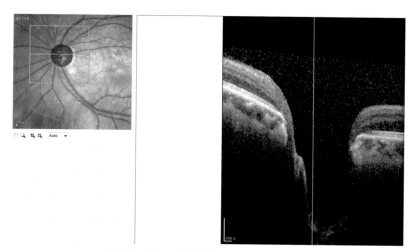

图 2-1-23　视盘生理凹陷加深示例 2

3. 后极部视网膜厚度的非对称性分析（P. Pole）　早期青光眼时，后极部视网膜厚度（尤其是神经节细胞层和神经纤维层厚度）的损害具有上下不对称的特点。

操作：进入扫描界面后，点击屏幕中央选项，切换至青光眼模式（"Glaucoma"），选择（P. Pole）扫描线样式（图 2-1-24），固视灯自动跳转至中央，获取图像。

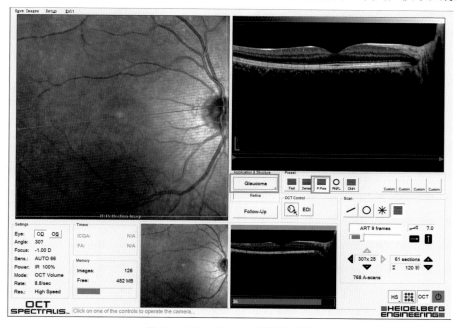

图 2-1-24　P. Pole 扫描模式图

九、冠状面扫描

采用高密度矩形扫描模式具体操作见图中选项（图2-1-25～2-1-27）。

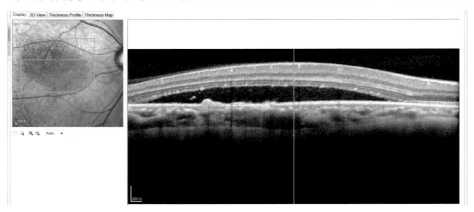

图2-1-25　高密度矩形扫描模式图

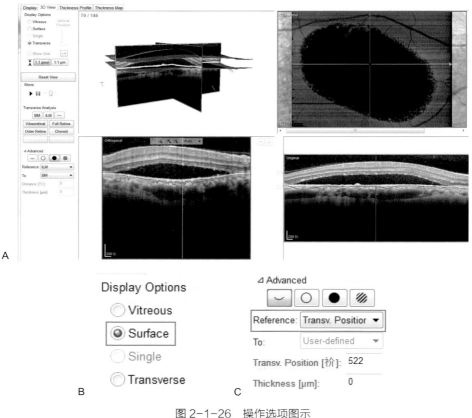

图2-1-26　操作选项图示

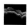

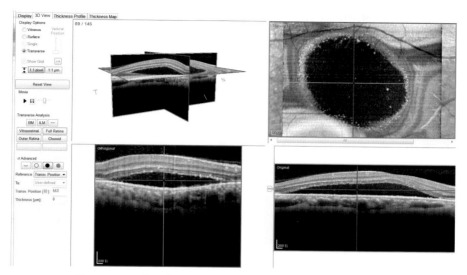

图 2-1-27　右眼黄斑区冠状面扫描显示神经上皮层脱离的范围

十、眼前节图像采集

需要更换为前节专用镜头。更换前，要逆时针旋转调焦旋钮，以便镜头有空间置入；然后旋转调焦旋钮，使"Position"置于"0.00 mm"。选择需要的模式（图2-1-28），系统可提供角膜扫描模式（"Cornea"）、巩膜模式（"Sclera"）、房角模式（"Angle"），扫描方式有线扫描（图像较为清晰）和矩形扫描。

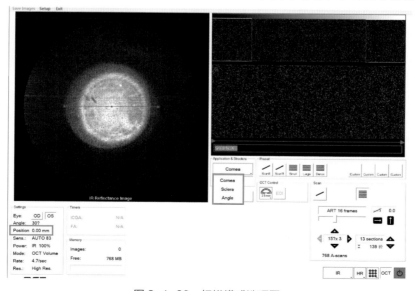

图 2-1-28　扫描模式选项图

角膜扫描模式示例见图 2-1-29 ~ 2-1-31。

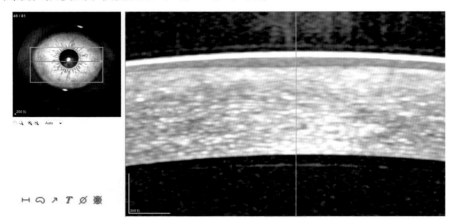

图 2-1-29　角膜扫描模式示例 1。显示角膜上皮层部分增厚，相应角膜基质层较正常时偏薄

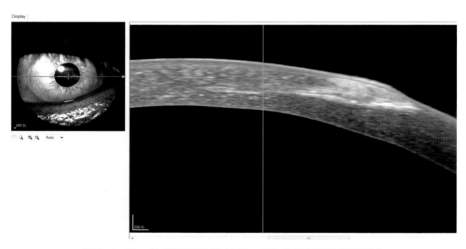

图 2-1-30　角膜扫描模式示例 2。显示角膜基质层板层裂伤

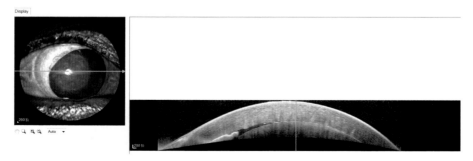

图 2-1-31　角膜扫描模式示例 3。显示角膜增厚，晶状体脱位，与角膜内表面相贴，前房几乎消失

十一、图像窗口功能介绍

1. 3D 观察图（**3D View**）　可对扫描结果进行 3D 显示（图 2-1-32）。按住鼠标左键，可调整图像显示角度。按住鼠标右键，可调整图像显示大小。滚动鼠标滚轮，可显示不同断层的图像。

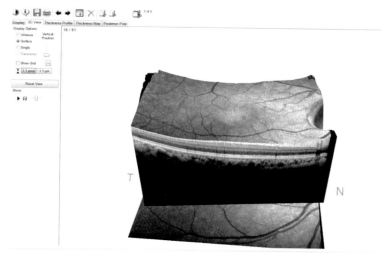

图 2-1-32　3D 观察图

2. 厚度概况图（**Thickness Profile**）　可对所扫描区域的视网膜厚度进行自动测量，鼠标拖动标线至某一位点则显示该位点的视网膜厚度值（图 2-1-33）。

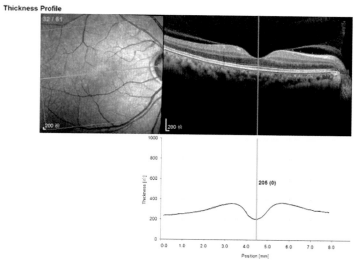

图 2-1-33　厚度概况图

3. 厚度地形图（Thickness Map） 可显示所扫描区域的视网膜厚度地形图，并可通过多种格栅进行量化分析和对比（图2-1-34）。

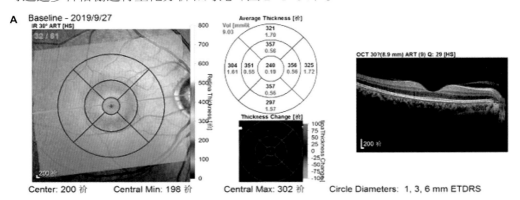

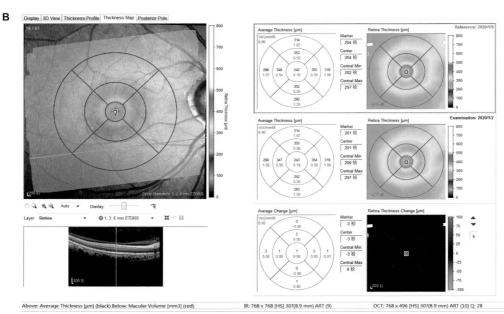

图2-1-34　厚度地形图。A. 实时视网膜厚度地形图。B. 随访对比

4. 后极部视网膜厚度非对称性分析（Posterior Pole）格栅中心调整至黄斑中心凹处，对称轴的鼻侧一端指向视盘中心，然后保存。窗口中央灰阶方格图显示的是后极部视网膜厚度非对称性分析的结果，以黄斑视盘连线为对称轴，上下两侧厚度相同或较对侧厚的部位显示为白色，较对侧薄的部位显示为灰色，灰度越大越薄（图2-1-35）。

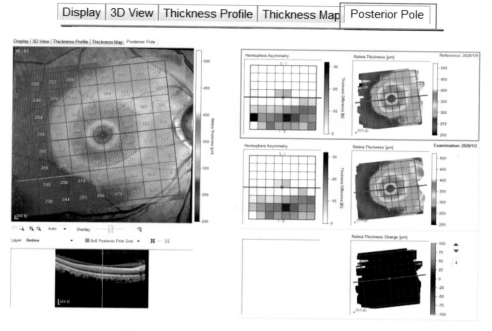

图 2-1-35　后极部视网膜厚度非对称性分析结果

5. 视网膜神经纤维层厚度图解析（图 2-1-36，2-1-37）。

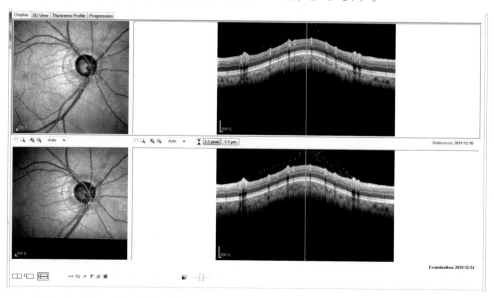

图 2-1-36　双眼视盘周围神经纤维层厚度图。显示双眼视网膜神经纤维层明显变薄

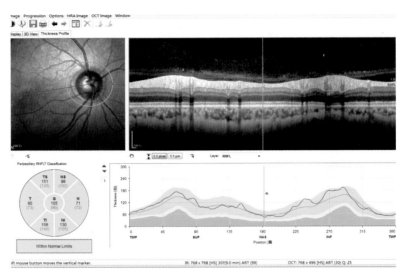

图 2-1-37　视盘周围神经纤维层厚度切面展开图。显示从颞侧开始行切层面扫描，经过上方、鼻侧和下方，终止在颞侧起点。图中列出了各扫描部位神经纤维层厚度的平均值

第二节　报告单打印

一、单纯图像报告打印

　　将单幅或多幅图像拖入下方"Lightbox"窗口中，也可在图像窗口中选择所需打印的图像，点击▣放入"Lightbox"窗口中，然后选中"Lightbox"窗口中的图像，右键点击，在弹出的菜单中选择打印，也可以预览报告样式后点击打印按钮（图2-2-1）。常见报告单的打印样式如图2-2-2所示。

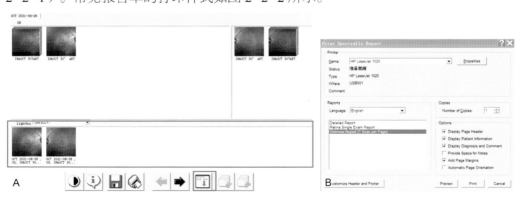

图 2-2-1　单纯图像报告打印。A. 选中需要打印的图像。B. 点击鼠标右键，选择打印或打印预览

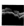

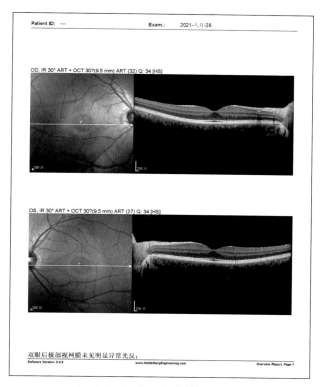

图 2-2-2 常见报告单打印样式

二、量化分析报告打印

打印机弹出窗口中，选择需要打印的报告类型（图 2-2-3，2-2-4），然后单击打印按钮（"Print"）即可打印报告，也可预览报告样式后点击打印按钮。

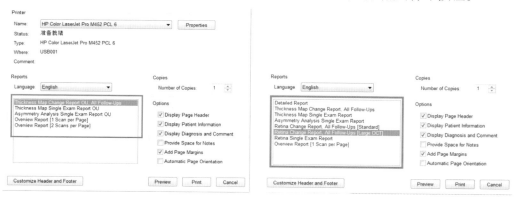

图 2-2-3 报告类型　　　　　　　　　　图 2-2-4 打印报告

1.视网膜模式单眼检查报告打印　若只对视网膜进行了单眼检查，只需呈现一幅图像，建议打开该图像窗口，点击上方的打印按钮，选择视网膜单次检查报告并打印（图2-2-5，2-2-6）。

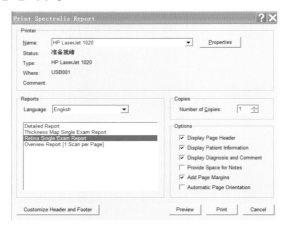

图 2-2-5　选择视网膜单次检查报告

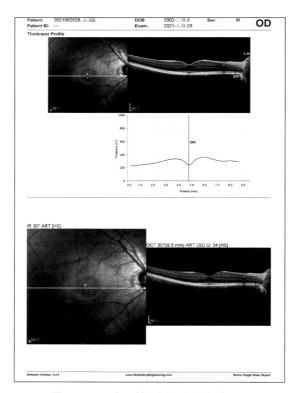

图 2-2-6　右眼单眼扫描的报告单样式

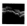

2. 神经纤维层厚度检查报告打印 将双眼结果放入下方的"Lightbox"窗口，打印神经纤维层厚度检查报告（图2-2-7，2-2-8）。

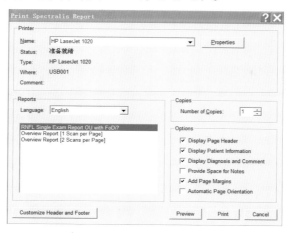

图 2-2-7 神经纤维层厚度检查报告打印

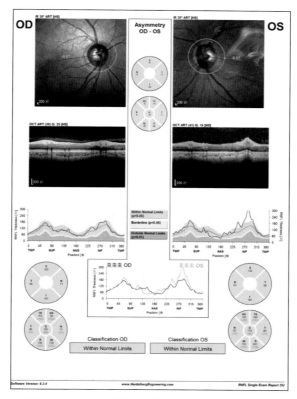

图 2-2-8 视网膜神经纤维层厚度检查报告单样式

3. 后极部视网膜厚度非对称性分析检查报告打印　将双眼图像结果放入下方的"Lightbox"窗口（图2-2-9），打印非对称性分析检查报告（图2-2-10 ~ 2-2-12）。

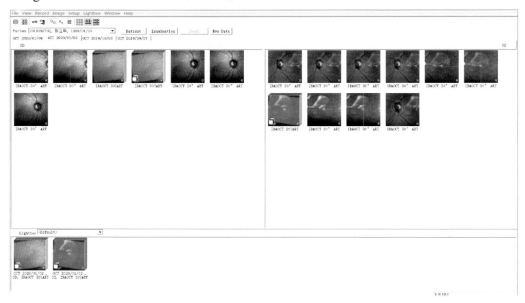

图 2-2-9　将图像结果放入"Lightbox"窗口

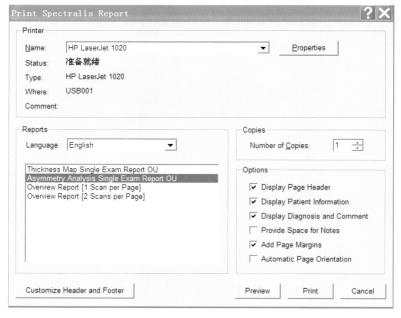

图 2-2-10　视网膜厚度非对称性分析检查报告打印

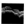

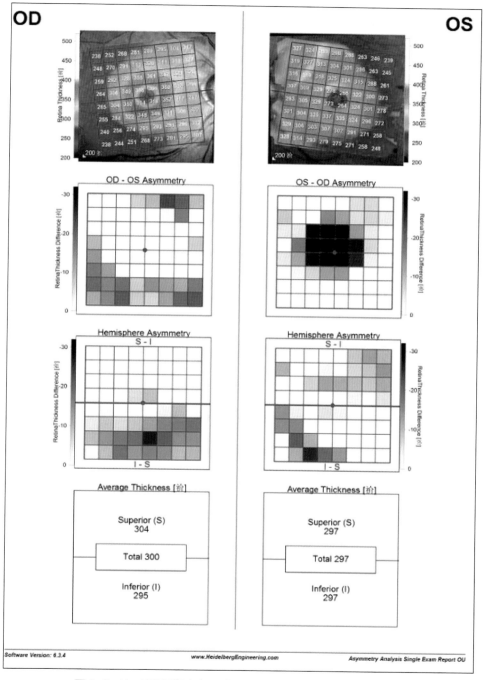

图 2-2-11 双眼后极部视网膜厚度非对称性分析检查报告单样式

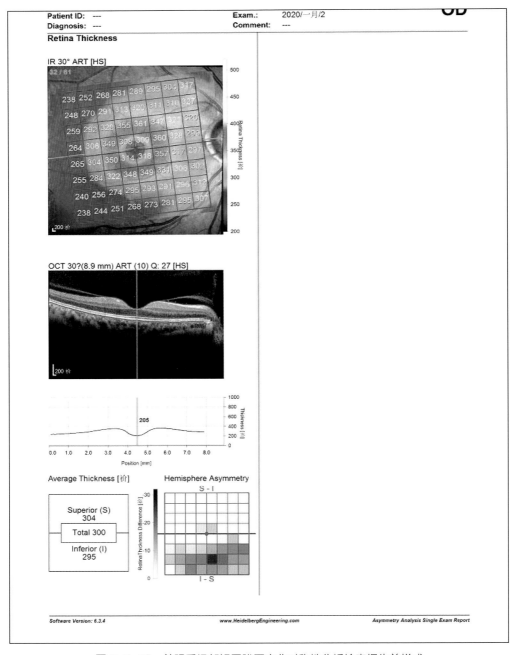

图 2-2-12　单眼后极部视网膜厚度非对称性分析检查报告单样式

4.随访检查报告打印 在图像窗口中点击上方的打印按钮，根据不同需要选择相应的随访分析报告。可以选择打印所有随访结果（图2-2-13）、最近一次的随访结果（图2-2-14）、视网膜厚度地形图变化等，也可以根据需要选择OCT图像的大小等。随访对比报告单示例见图2-2-14 ～ 2-2-16。

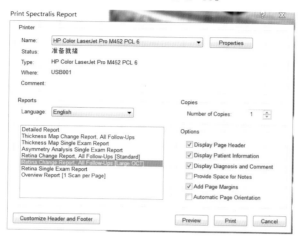

图 2-2-13 选择打印所有随访结果

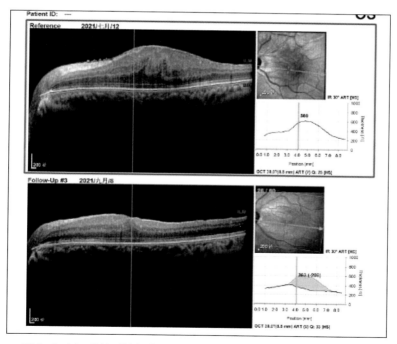

图 2-2-14 随访对比报告单示例1，黄斑前膜手术后黄斑区厚度降低

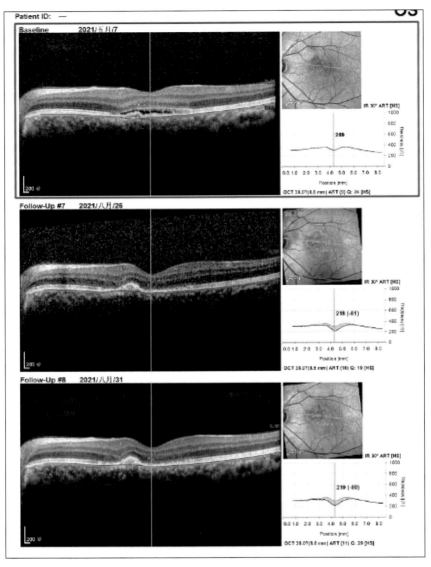

图 2-2-15　随访对比报告单示例 2，眼内注射抗 VEGF 后，黄斑区神经上皮层脱离消失

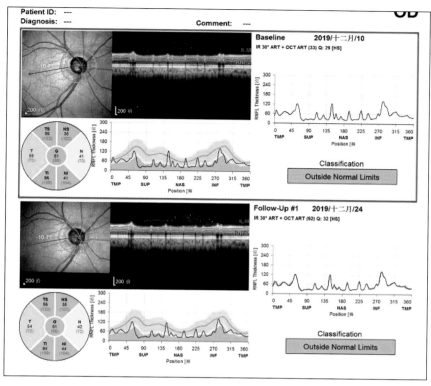

图 2-2-16 视网膜神经纤维层厚度随访对比报告单示例

5. 视网膜厚度地形图（Thickness Map）打印（图 2-2-17 ～ 2-2-20）。

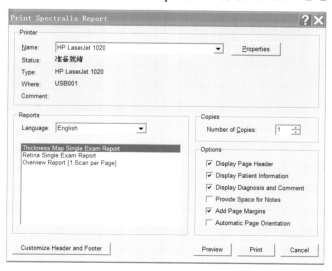

图 2-2-17 单纯视网膜厚度地形图打印

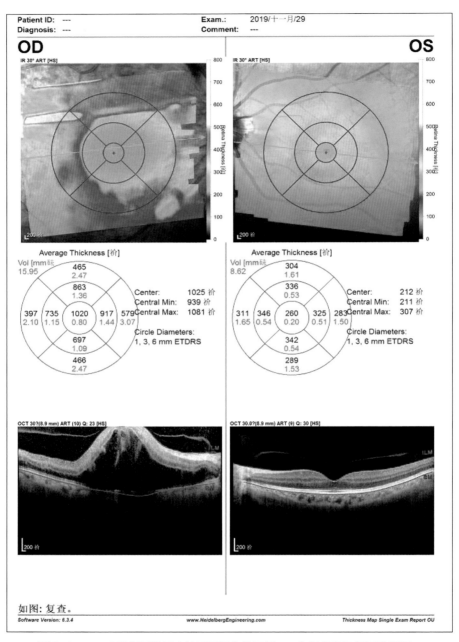

图 2-2-18　双眼视网膜厚度地形图报告单示例 1，右眼黄斑区视网膜增厚，
左眼黄斑区视网膜厚度正常

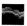

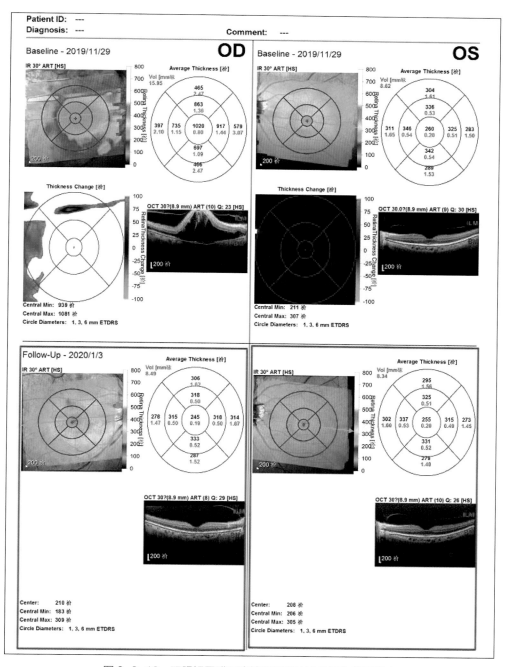

图 2-2-19 双眼视网膜厚度地形图随访对比报告单示例 2

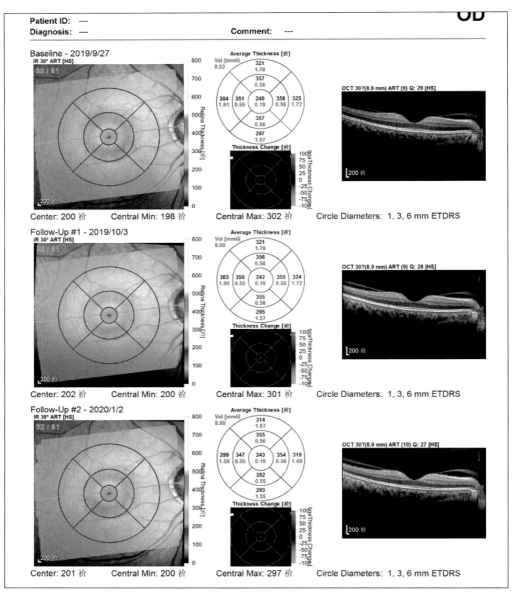

图 2-2-20　单眼视网膜厚度地形图随访对比报告单示例

（马梅莲）

第二篇　各　论

第三章　视网膜动脉疾病

第一节　视网膜中央动脉阻塞

概述：视网膜中央动脉阻塞（central retinal artery occlusion，CRAO）是导致突然失明的急症之一，由动脉痉挛、栓子栓塞、动脉内膜炎或动脉粥样硬化等原因引起，可引起无痛性视力下降或视野缺损，单眼多见，多发于老年人，常伴有高血压、动脉硬化、糖尿病等全身性疾病。眼底表现为视网膜动脉管径变细，中央反光带变细甚至消失，后极部视网膜呈灰白色水肿，黄斑呈樱桃红色。除非阻塞时间极短或者及时解除阻塞，否则本病将造成永久性视力障碍。

OCT 图像特征：阻塞区域视网膜增厚，视网膜内层层间结构分辨不清，反射增强。外层视网膜可因内层结构反射增强而表现为反射信号减弱。如果伴随睫状后短动脉，则该动脉供应区的视网膜反射正常，陈旧性视网膜中央动脉阻塞患者的视网膜内层广泛萎缩、变薄。

病例图示（图 3-1-1）：

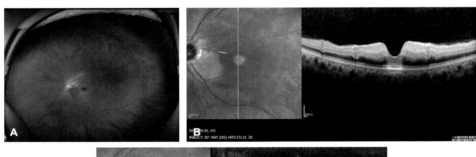

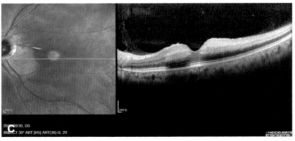

图 3-1-1　患者，男，50 岁，3 天前突然出现左眼视力下降。A. 超广角彩色眼底照相显示视网膜动脉细，后极部及视盘周围局部视网膜呈灰白色混浊水肿，周边视网膜未见异常。B、C. OCT 显示内层视网膜增厚、水肿，光反射增强；外层视网膜反射信号减弱；黄斑中心凹光反射信号相对周围视网膜略强

第二节　视网膜分支动脉阻塞

概述：视网膜分支动脉阻塞（branch retinal artery occlusion，BRAO）较中央动脉阻塞少见，阻塞区视网膜呈灰白色混浊水肿，相应部位视野不同程度缺损，视力受损程度与动脉阻塞的部位及程度相关。

OCT 图像特征：阻塞区域视网膜内层增厚，结构分辨不清，光反射增强。外层视网膜可因内层反射增强而表现为反射信号减弱。

病例图示（图 3-2-1）：

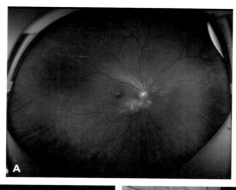

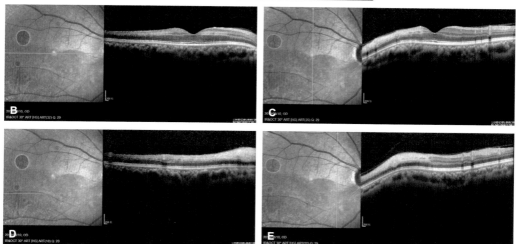

图 3-2-1　患者，男，52 岁，突然出现视力下降伴上方视野缺损 1 周。A. 超广角彩色眼底照相显示视盘周围有黄白色的棉絮斑，后极部下方视网膜出现灰白混浊水肿，阻塞的分支动脉变细、色淡。B ～ E. OCT 显示阻塞区内层视网膜层次欠清晰，光反射增强；外层视网膜反射信号减弱；上方未阻塞区视网膜层次清晰，光反射未见明显异常。阻塞区与未阻塞区的交界点清晰可见

第三节 急性黄斑旁中心中层视网膜病变

概述：急性黄斑旁中心中层视网膜病变（paracentral acute middle maculopathy，PAMM）是一类以突发的旁中心暗点为特征的黄斑区中层视网膜病变，其特点为相干光断层扫描内核层（inner nuclear layer，INL）出现高反射条带。目前该病的病因及发病机制尚不十分清楚，多数研究认为与视网膜中层毛细血管网（intermediate capillary plexus，ICP）和视网膜深层毛细血管网（deep capillary plexus，DCP）缺血密切相关。

OCT 图像特征：急性期表现为内丛状层与内核层之间不连续的条带状高反射信号，慢性期内核层萎缩、变薄。

病例图示（图 3-3-1 ~ 3-3-3）：

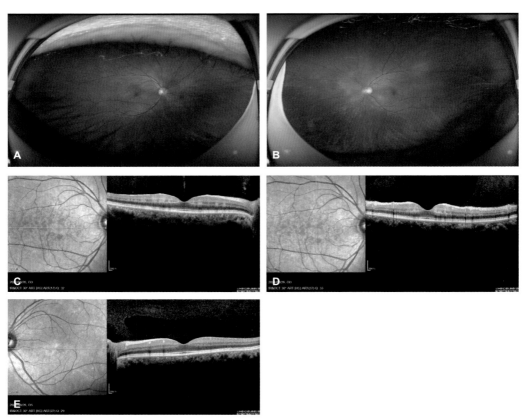

图 3-3-1　患者，男，53 岁，右眼突然出现视力下降 3 天。A. 超广角彩色眼底照相显示右眼后极部黄斑区周围视网膜呈灰白色，余未见明显异常。B. 左眼未见明显异常。C、D. OCT 显示右眼黄斑区周围视网膜内核层呈不连续条带状高反射信号。E.OCT 未见左眼黄斑区及其周围视网膜有明显异常光反射

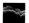

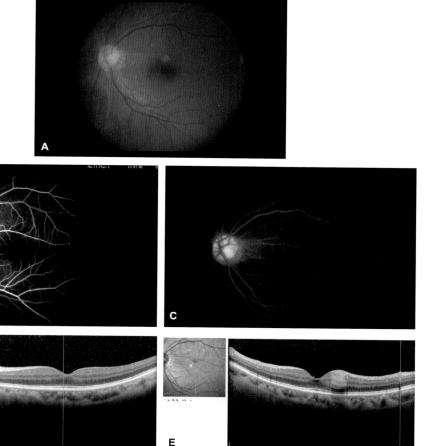

图 3-3-2　患者，女，68 岁，左眼前出现黑影 2 天。既往高血压病史，白内障术后 23 天。半月前视力最佳矫正视力（best corrected visual acuity，BCVA）：OD 0.6，OS 0.6。A. 左眼彩色眼底照相显示，黄斑区上方附近的视网膜局部可见灰白色病灶。B、C. 荧光造影显示病灶处未见明显异常荧光，后期视盘荧光素染色，黄斑拱环荧光素渗漏。D、E. OCT 显示黄斑区未见明显异常反射，病灶处视网膜神经节细胞层和内核层反射增强。F、G. 3 天后复诊，OCT 显示黄斑区局部呈囊腔样改变，病灶处神经节细胞层反射恢复，内核层仍呈强反射，但强度减弱，范围缩小。H ~ J. 3 天后再次复诊，OCT 表现较之前没有明显变化

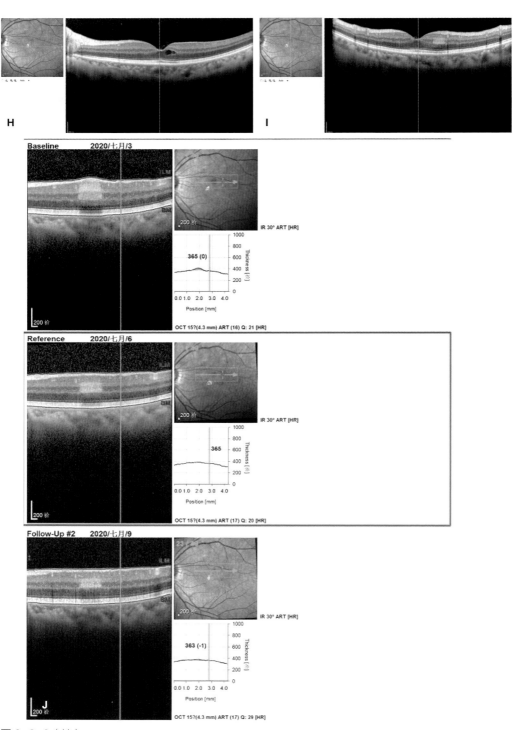

图 3-3-2（续）

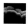

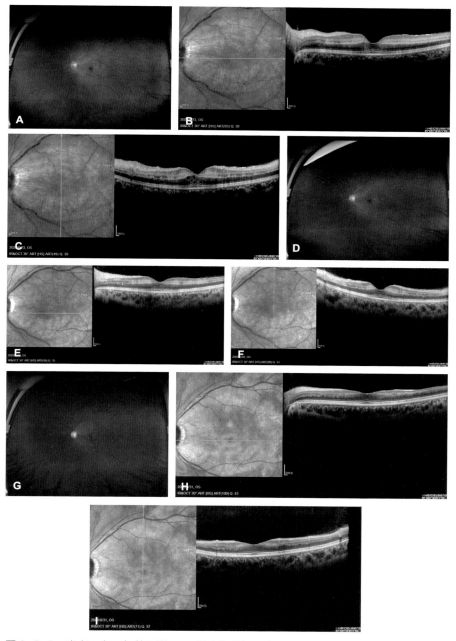

图 3-3-3　患者，女，年龄不详。A. 超广角彩色眼底照相显示左眼黄斑区呈灰白色橘皮
样改变。B、C. OCT 显示内丛状层、内核层节段状反射增强，部分神经节细胞层亦受累
及。D ~ F. 3 天后复查彩色照相显示灰白色橘皮样病变减轻，OCT 显示病灶区域范围
略有缩小。G ~ I. 2 个月后复查，彩色照相显示灰白色橘皮样改变明显减轻，OCT 显示
视网膜内核层广泛萎缩、变薄，部分神经节细胞层亦变薄

第四节　视网膜中央动脉阻塞合并视网膜中央静脉阻塞

概述：视网膜中央动脉阻塞合并视网膜中央静脉阻塞（combined central retinal artery and vein occlusion，CCRAVO）具有动脉阻塞和静脉阻塞的双重特征，临床较为少见，相关报道较少。目前关于其病因及发病机制尚无明确定论。

OCT 图像特征：急性期阻塞区域视网膜增厚，视网膜内层反射增强，层间结构分辨不清。黄斑囊样水肿，部分可见棉絮状渗出，表现为神经纤维层强反射隆起。

病例图示（图 3-4-1）：

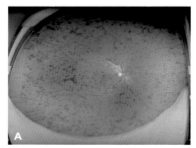

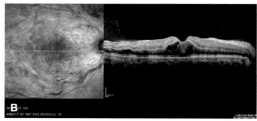 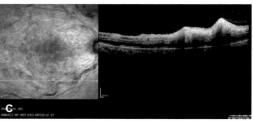

图 3-4-1　患者，男，42 岁，右眼视力下降 6 天。A. 超广角彩色眼底照相显示视盘边界清，视网膜动脉细，静脉迂曲，各象限网膜片状出血斑。B、C. OCT 显示视网膜增厚，阻塞区内层视网膜层次欠清晰，光反射增强，外层视网膜反射信号减弱，黄斑区视网膜可见层间低反射暗腔，中心凹处神经上皮层下有低反射暗区

第五节　视网膜大动脉瘤

概述：视网膜大动脉瘤是指瘤体发生于视网膜中央动脉的二级、三级分支，与眼底其他血管性疾病所见的微动脉瘤不同，一般为后天获得性的。眼底见血管瘤呈圆形或梭形，是视网膜动脉的局限性扩张，呈橘红色，如果破裂可出血，为视网膜前出血。如果出血较多，可进入视网膜下或玻璃体，血管瘤周围可见黄白色硬性渗出；如果累及黄斑，可引起视力下降。

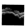

OCT 图像特征：瘤体处视网膜增厚，视网膜下积血和（或）神经上皮层脱离，或可见渗出斑点，内层视网膜可见团状高反射信号。

病例图示（图 3-5-1 ~ 3-5-3）：

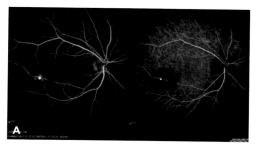

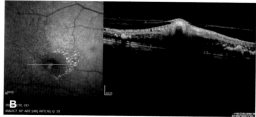 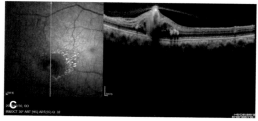

图 3-5-1　患者，女，57 岁，右眼视力下降 1 周。A. 荧光素眼底血管造影（fundus fluoresceein angiography，FFA）、吲哚菁绿血管造影（indocyanine green angiography，ICGA）均显示颞下支视网膜动脉呈局限性瘤样扩张，周围散在片状荧光遮蔽。B、C. OCT 显示瘤体处视网膜增厚，在内层视网膜可见团状中高反射信号，瘤体腔隙内呈相对低反射信号，视网膜层间可见低反射暗腔及点状高反射信号，外层视网膜层次欠清晰

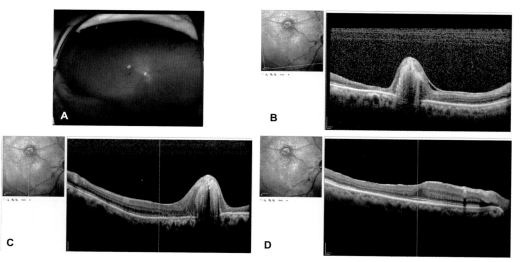

图 3-5-2　患者，女，79 岁。A. 彩色眼底照相显示右眼颞上分支动脉局部可见卵圆形病灶，边界清晰。B ~ D. OCT 显示病灶处视网膜显著隆起，周围及下方视网膜萎缩，黄斑中心凹消失

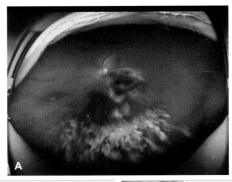

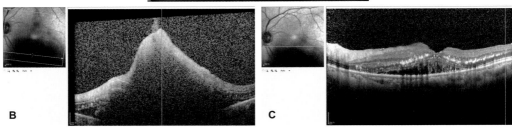

图 3-5-3　患者，女，71 岁。A. 彩色眼底照相显示左眼颞下分支动脉局部呈淡黄色类圆形，其周围呈浓厚出血，下方玻璃体内陈旧性积血呈黄褐色，黄斑区见星芒状硬性渗出斑。B、C. OCT 显示病灶处视网膜高度隆起、层次不清，黄斑区外层视网膜可见大量硬性渗出斑，伴有神经上皮层脱离

第六节　睫状视网膜动脉

概述：睫状视网膜动脉（cilioretinal artery）属正常血管变异，由睫状后短动脉直接发出或通过 Zinn-Haller 动脉环发出，绕过玻璃膜的内缘至视网膜，分布于视盘及其附近的视网膜。Zinn-Haller 动脉环是由 2～3 支（偶为 4 支）睫状后短动脉发出的分支在巩膜内围绕视神经吻合形成的圆形或椭圆形的环。当视网膜中央动脉主干阻塞时，黄斑及附近的视网膜还可以由此动脉环获得营养。

OCT 图像特征：正常时无特殊表现；当中央动脉阻塞时，睫状视网膜动脉供应区域的 OCT 图像正常，而阻塞区视网膜内层反射增强、增厚，层次变得不清晰。

病例图示（图 3-6-1）：

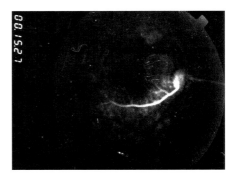

图 3-6-1　患者，男，荧光素眼底血管造影动脉前期，可见朦胧的脉络膜背景荧光，中央动脉未见充盈，视盘颞侧一孤立的分支动脉先行充盈，此为睫状视网膜动脉

第七节　毛细血管前小动脉阻塞

概述：毛细血管前小动脉阻塞（anterior capillary arteriole occlusion）患者多合并其他全身性疾病，如高血压、糖尿病、胶原血管病、严重贫血、白血病及亚急性心内膜炎等，也见于外伤性视网膜脉络膜病变患者。阻塞区视网膜浅层出现小片状灰白色混浊，即棉絮斑，一般于数周或数月后消退，急性期视野有相应的小暗点，常继发神经纤维层和神经节细胞层的萎缩、变薄。

OCT 图像特征：急性期阻塞区神经纤维层增厚、隆起、反射增强，后期相应部位神经纤维层和神经节细胞层萎缩、变薄。

病例图示（图 3-7-1，3-7-2）：

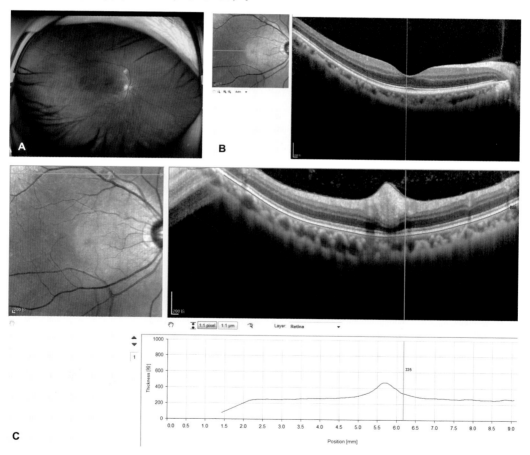

图 3-7-1　患者，男，52 岁。A. 右眼彩色眼底照相显示视盘颞上大血管弓处的灰白色棉絮斑。B、C. OCT 显示棉絮斑处视网膜神经纤维层增厚、隆起，呈强反射信号，推挤其下方组织向后移位

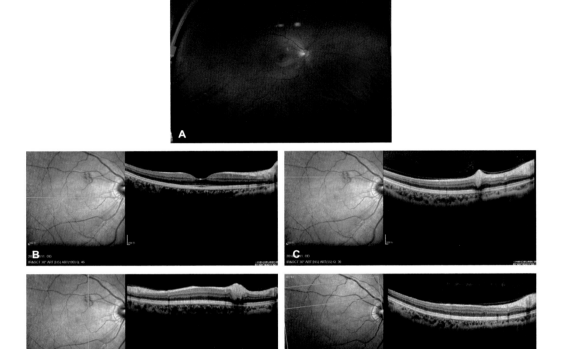

图 3-7-2　患者，女，37 岁。A. 右眼彩色眼底照相显示视盘颞上近黄斑处有一处灰白色棉絮斑。B ~ E. OCT 显示相应神经纤维层增厚、隆起，呈强反射信号，推挤其下方组织向后移位。恢复期 OCT 显示相应部位神经节细胞层萎缩变薄

（刘晓琳）

参考文献

[1]　张承芬. 眼底病学. 北京：人民卫生出版社, 2010.

[2]　朱晓红, 赵玥, 姚进. 急性旁中心层黄斑病变的光学相干断层扫描血管成像的影像特征. 眼科学报, 2020, 35(3):167-173.

[3]　程小芳, 谢学军, 杨艺, 等. 视网膜中央动脉阻塞合并视网膜中央静脉阻塞1例. 中医眼耳鼻喉杂志, 2020, 10(4):236-237, 240.

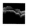

[4]　李士清, 郭晓红, 董良, 等. 三种类型视网膜大动脉瘤的眼底影像学特征分析. 眼科新进展, 2019, 39(3):243-246.

[5]　姚帮桃, 赵孝贵, 董照阳, 等. 视网膜大动脉瘤1例. 中国眼耳鼻喉科杂志, 2018, 18(5):357-358.

[6]　黄叔仁, 张晓峰. 眼底病诊断与治疗. 3版. 北京：人民卫生出版社, 2016.

[7]　杨秀芬, 黄映湘, 王艳玲. 视网膜大动脉瘤的影像特征观察. 中华眼底病杂志, 2016, 32(4):428-429.

[8]　李凤鸣, 谢立信. 中华眼科学. 3版. 北京：人民卫生出版社, 2014.

第四章　视网膜静脉疾病

第一节　视网膜中央静脉阻塞

概述：视网膜中央静脉阻塞（central retinal vein occlusion，CRVO）是临床上较为常见的眼底血管疾病，依据阻塞部位可分为视网膜中央静脉阻塞和分支静脉阻塞，依据阻塞程度可分为缺血型和非缺血型。眼底表现为视网膜静脉迂曲、扩张，伴有沿静脉分布的火焰状出血，伴或不伴有棉絮斑，视盘水肿或正常。

OCT 图像特征：阻塞区域视网膜水肿、增厚、隆起，视网膜内和（或）视网膜下积液。黄斑受累时黄斑区呈弥漫性水肿或囊样水肿。出血表现为高反射信号，对其下方组织产生遮蔽效应。硬性渗出表现为视网膜层间点片状高反射信号，下方相应组织的光反射信号减弱或消失。本病可伴或不伴有视网膜神经上皮层脱离，视盘水肿。

病例图示（图 4-1-1，4-1-2）：

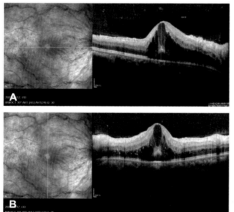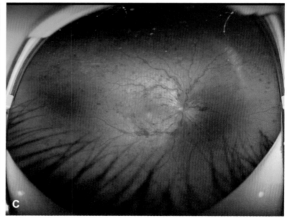

图 4-1-1　患者，女，37 岁，右眼突然出现视力下降 3 天，视力 0.2。A、B. OCT 显示右眼黄斑区局部视网膜增厚、水肿，黄斑区局部神经上皮层脱离，局部视网膜层间可见点状中高反射信号。C. 超广角彩色眼底照相显示右眼视网膜血管迂曲、扩张，视网膜可见点片状出血，视盘边界欠清

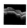

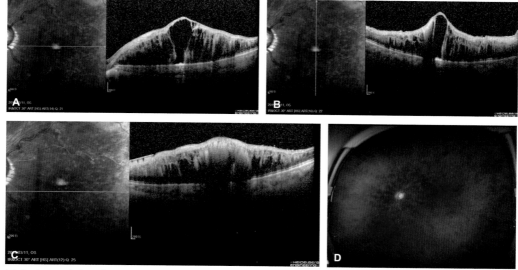

图 4-1-2 患者，女，71 岁，左眼视物模糊 1 周，视力 0.1。A、B. OCT 显示黄斑区局部视网膜增厚、水肿。C. OCT 显示左眼局部视网膜前可见线状中高反射信号，局部视网膜层间可见片状中等反射信号，遮挡其下组织的光反射。D. 超广角彩色眼底照相显示左眼视网膜片状出血，视网膜静脉血管迂曲，黄斑区水肿

第二节　视网膜半侧主干静脉阻塞

概述：视网膜半侧主干静脉阻塞（hemi-central retinal vein occlusion，hemi-CRVO）是视网膜中央静脉上方或下方第一分支在视盘内发生的阻塞，表现为半侧视网膜静脉阻塞。

OCT 图像特征：阻塞区域视网膜水肿、增厚、隆起，视网膜内和（或）视网膜下积液。黄斑受累时黄斑区呈弥漫性水肿或囊样水肿。出血表现为高反射信号，对其下方组织产生遮蔽效应。硬性渗出表现为视网膜层间可见点片状高反射信号，下方相应组织的光反射减弱或消失。本病可伴或不伴有视网膜神经上皮层脱离，一般不伴有视盘水肿。

病例图示（图 4-2-1）：

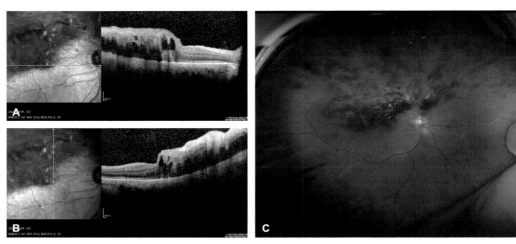

图 4-2-1　患者，男，66 岁，右眼视物模糊 2 周，视力 0.3。A. OCT 显示右眼黄斑区及上方视网膜增厚、水肿。B. OCT 显示右眼黄斑区上方局部视网膜层间团状中高反射信号，遮挡其下组织的光反射。C. 超广角彩色眼底照相显示右眼上方视网膜及视网膜前点片状出血，出血累及黄斑区，颞上方视网膜可见多个棉絮斑

第三节　视网膜分支静脉阻塞

概述：临床上视网膜分支静脉阻塞（branch retinal vein occlusion，BRVO）较中央静脉阻塞多见，常于动静脉交叉处发生，视网膜分支静脉阻塞以颞上支静脉阻塞最为常见。

OCT 图像特征：阻塞区域视网膜水肿、增厚、隆起，视网膜内和（或）视网膜下积液，黄斑受累时黄斑区呈弥漫性水肿或半侧囊样水肿。出血表现为高反射信号，对其下方组织产生遮蔽效果。硬性渗出表现为视网膜层间点片状高反射信号，下方相应组织的光反射减弱或消失。本病伴或不伴有视网膜神经上皮层脱离。陈旧性者，阻塞区域视网膜前可见纤维血管增生，表现为膜状或条状不规则强反射信号，与视网膜牵连，阻塞区视网膜萎缩。

病例图示（图 4-3-1 ~ 4-3-5）：

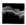

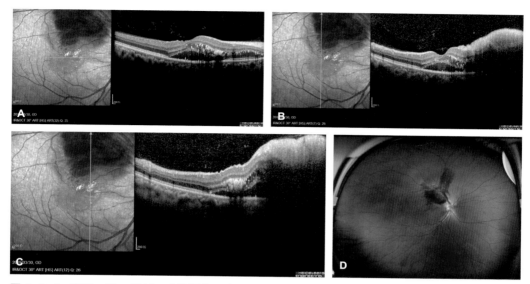

图 4-3-1　患者，男，49 岁，右眼视力下降 1 周，视力 0.3。A ~ C. OCT 显示右眼黄斑区及上方局部视网膜神经上皮层水肿、增厚；局部视网膜层间可见点片状中高反射信号，遮蔽其下组织；黄斑区局部神经上皮层脱离。D. 超广角彩色眼底照相显示颞上方视网膜大片出血，黄斑区可见硬性渗出

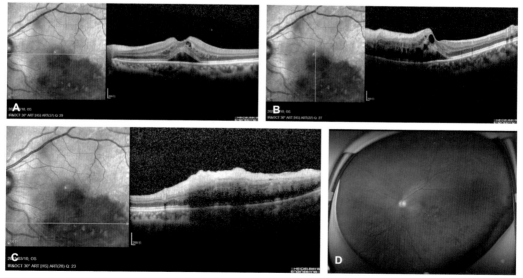

图 4-3-2　患者，女，67 岁，左眼视物模糊 2 周，视力 0.2。A ~ C. OCT 显示左眼黄斑区及下方局部视网膜水肿、增厚，黄斑区局部神经上皮层浅脱离，局部视网膜层间可见团状中等反射信号，遮蔽其下组织。D. 超广角彩色眼底照相显示视网膜颞下方点片状出血，累及黄斑区，其间可见片状棉絮斑

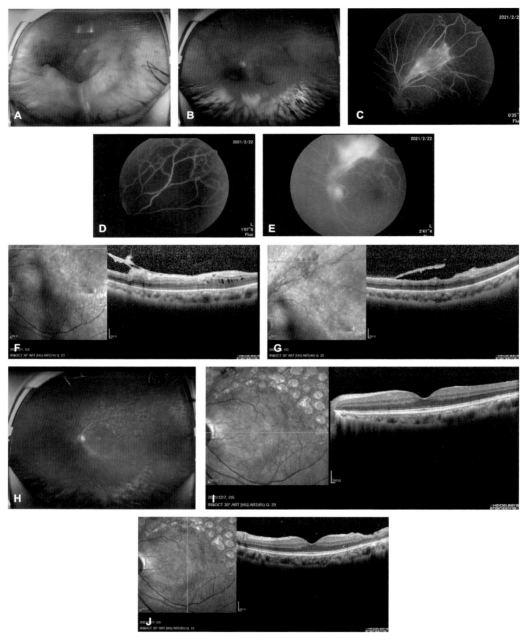

图 4-3-3 患者，女，年龄不详。A、B. 超广角彩色眼底照相显示左眼玻璃体腔大量积血，视网膜组织显示不清。C ~ E. FFA 显示颞上分支静脉引流区大范围无灌注区，并可见纤维新生血管膜呈强荧光素渗漏，累及黄斑，局部可见侧支循环。F、G. OCT 显示新生血管呈强反射膜状信号，与视网膜牵连。H. 激光治疗后，1 个月后复查，出血吸收、减少，隐约可见颞上血管呈白线状，纤维新生血管膜消退。I、J. OCT 显示黄斑区形态结构无异常

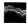

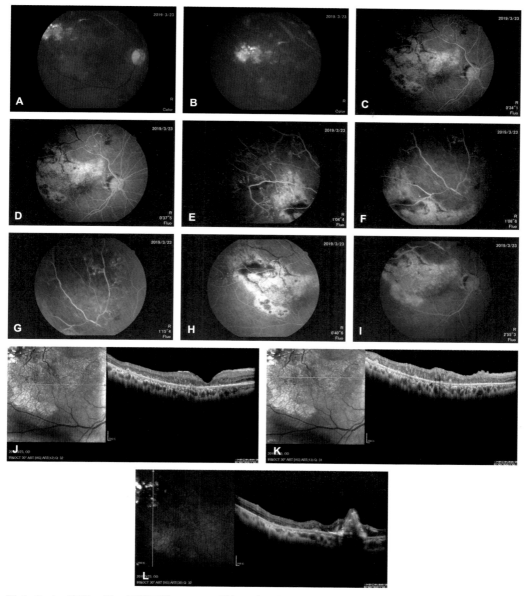

图 4-3-4　患者，男，年龄不详。A、B. 彩色眼底照相显示右眼颞上血管白线样，引流区可见大片黄白色渗出，并可见地图样色素增深区。C～I. FFA 显示颞上分支动脉粗细不均，静脉管壁纤细，充盈迟缓，引流区可见大范围无灌注区、微动脉瘤、新生血管芽以及侧支循环形成，色素增深区域呈强透见荧光，累及黄斑。J～L. OCT 显示阻塞区域视网膜层次不清，外层萎缩，色素上皮层亦发生萎缩，黄色渗出处呈强反射隆起

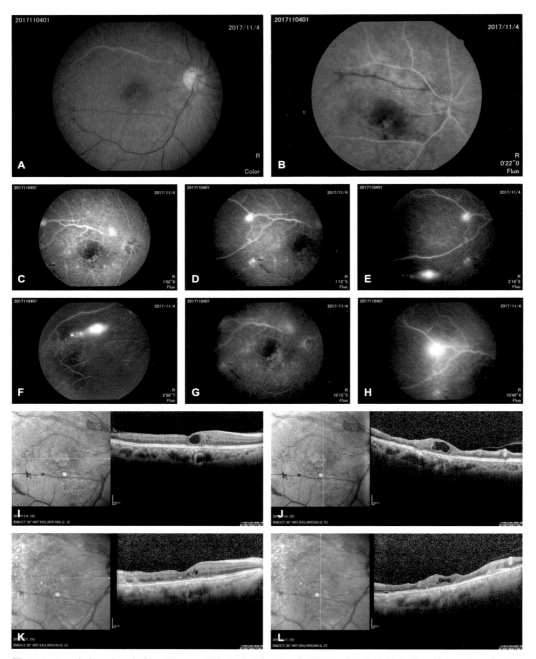

图 4-3-5 患者，女，年龄不详。A. 彩色眼底照相显示右眼视网膜颞上血管白线，黄斑区色泽紊乱，局部可见小出血斑。B ~ H. FFA 显示颞上分支静脉充盈迟缓，管壁粗细不均，引流区可见大范围无灌注区，累及黄斑，并可见微动脉瘤、新生血管及侧支循环形成。I、J. OCT 显示相应区域的视网膜不均匀萎缩、变薄，黄斑区呈囊样改变。K、L. 激光治疗后，黄斑区囊样改变减轻

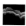

第四节　视网膜黄斑分支静脉阻塞

概述：视网膜黄斑分支静脉阻塞（macular branch retinal vein occlusion，MBRVO）是一种严重危害视力的眼底血管疾病，虽然病变范围小，但是由于病变邻近黄斑中心凹，早期即可出现视力下降及视物变形。引起视力下降的主要原因为黄斑水肿。

OCT 图像特征：阻塞区域邻近黄斑中心凹，黄斑区呈弥漫性水肿或囊样水肿，伴或不伴有视网膜神经上皮层脱离。视网膜内和（或）视网膜下出现积液。出血表现为高反射信号，对其下方组织产生遮蔽效应。硬性渗出表现为视网膜层间点片状高反射信号，下方相应组织的光反射减弱或消失。

病例图示（图 4-4-1，4-4-2）：

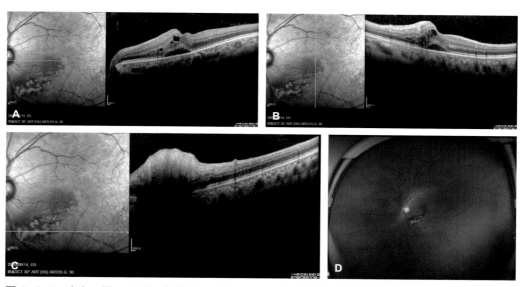

图 4-4-1　患者，男，51 岁，左眼视力下降 1 个月，视力 0.3。A、B. OCT 显示左眼黄斑区局部视网膜层间可见低反射腔，黄斑区局部神经上皮层脱离。C. OCT 显示左眼黄斑颞下方局部视网膜层间可见团状中等反射信号，遮挡其下方组织光反射。D. 超广角彩色眼底照相显示左眼黄斑颞下方视网膜片状出血，累及黄斑区，其间可见片状棉絮斑

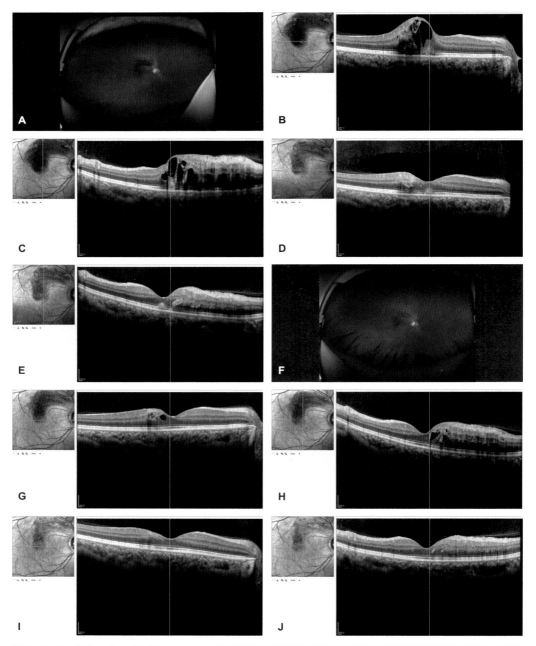

图 4-4-2 患者，女，49 岁。A ~ C. 超广角彩色眼底照相显示右眼颞上黄斑区附近视网膜呈火焰状出血，累及黄斑，OCT 显示黄斑区视网膜水肿、增厚。D、E. 抗 VEGF 治疗后 OCT 显示黄斑区水肿减轻，残留出血呈强反射斑块。F ~ H. 近 1 个月后复查，水肿再次加重。I、J. 再次抗 VEGF 治疗后，OCT 显示水肿彻底消失，只残留少许出血，呈中等反射信号斑

（江美慧）

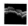

参考文献

[1] 刘杏. 眼科临床光学相干断层成像学. 广州：广东科技出版社, 2007.

[2] 魏文斌, 陈积中. 眼底病鉴别诊断学. 北京：人民卫生出版社, 2016.

[3] 赵朋波, 周剑, 闫晓玲, 等. 视网膜中央静脉阻塞合并视网膜中央动脉阻塞1例. 中国中医眼科杂志, 2016, 26(5):337-339.

[4] 李凤鸣, 谢立信. 中华眼科学. 3版. 北京：人民卫生出版社, 2014.

第五章 糖尿病视网膜病变

糖尿病（diabetes mellitus，DM）是复杂的代谢性疾病，早期小血管受累，逐渐引起全身许多组织器官的广泛损害。发病时间在 10 年以下者中，10% 的患者发生视网膜病变；发病 15 年后约 50% 的患者发生视网膜病变；发病 25 年后，80% ~ 90% 的患者出现糖尿病视网膜病变；发病 30 年以上者，约 25% 的患者发生增殖性糖尿病视网膜病变，2% ~ 7% 的人失明。

第一节　糖尿病视网膜病变的临床表现

非增殖性糖尿病视网膜病变：眼底所见包括微动脉瘤、出血斑、硬性渗出、棉絮斑及血管病变等。

增殖性糖尿病视网膜病变：眼底或虹膜出现新生血管，就标志着病变进入增殖期，视网膜表面和邻接玻璃体处发生的纤维血管性增殖逐渐增多并收缩牵引，引起玻璃体积血和视网膜脱离，甚至引发新生血管性青光眼。

一、微动脉瘤

概述：微动脉瘤呈红色小点，大小不等（直径为 20 ~ 30 μm），常为圆形，颜色深红，后极部多见，常位于毛细血管闭塞区周围。其半衰期约为数月，直至闭塞，新旧交替。荧光素眼底血管造影可清晰显示出微动脉瘤。微动脉瘤常见于视网膜内核层，逐渐向内丛状层扩散。其内皮结构不健全，易渗漏。视网膜缺氧是微动脉瘤形成的主要因素。

OCT 图像特征：单纯微动脉瘤没有明显的特征，微动脉瘤多的部位常合并硬性渗出斑和视网膜水肿。

病例图示（图 5-1-1，5-1-2）：

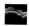

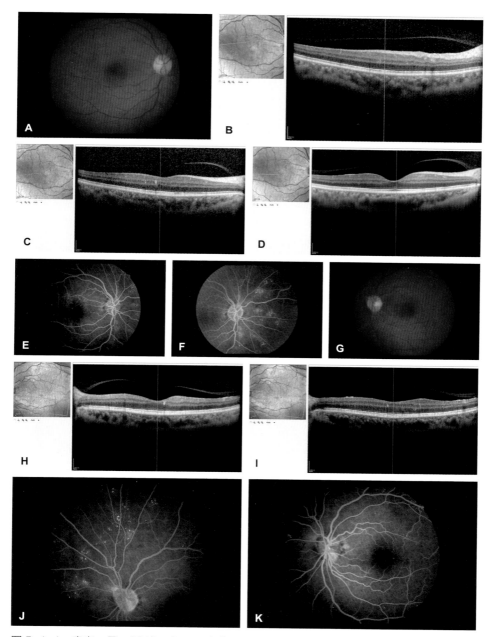

图 5-1-1　患者，男，66 岁，有 DM 病史。A. 双眼彩色眼底照相显示黄斑区及其附近点状深红色出血斑及零星的黄色斑点。B ~ F. 右眼 OCT 显示黄斑鼻侧视网膜神经节细胞层局部反射增强，内核层局部可见强反射信号斑点；荧光素眼底血管造影显示黄斑区及视盘周围成簇分布的点状高荧光，伴随荧光素渗漏。G ~ K. 左眼彩色眼底照相可见小的出血斑点，OCT 显示神经节细胞层点状高反射，黄斑区外丛状层附近可见零星的强反射斑；荧光素眼底血管造影显示黄斑区周围零星的点状高荧光，视盘周围可见成簇分布的点状高荧光

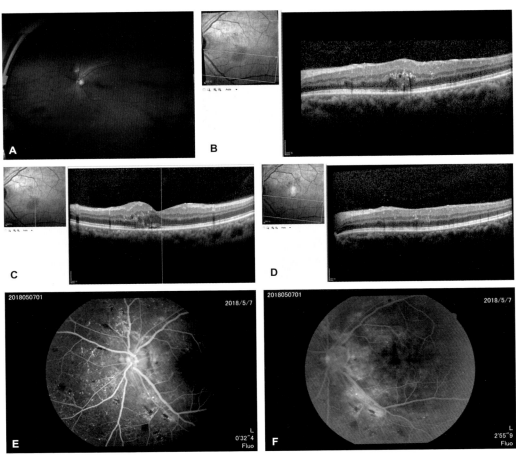

图 5-1-2　患者，男，48 岁，有 DM 病史。A. 彩色眼底照相显示左眼视盘周围可见散在的出血斑，并可见棉絮状渗出。B ~ D. OCT 显示黄斑区周围散在的强反射信号斑点，伴随视网膜水肿。E、F. 荧光素眼底血管造影显示视盘周围密集的强荧光斑点，大小不等，局部静脉管壁呈串珠样改变，出血斑呈荧光遮挡，后期微动脉瘤周围荧光素渗漏显著

二、出血斑

概述：出血斑（hemorrhage spot）位置常较深，位于内核层，呈圆形斑点状，神经纤维层火焰状出血常伴随高血压，伴随棉絮状渗出。荧光素眼底血管造影呈荧光遮挡。严重时出血斑融合成大片并累及视网膜各层或突破内界膜，成为视网膜前出血。出血如果突破玻璃体后界膜，则可进入玻璃体腔。

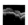

OCT 图像特征：表现为视网膜内中等反射斑块，边界基本可以分辨。

病例图示（图 5-1-3）：

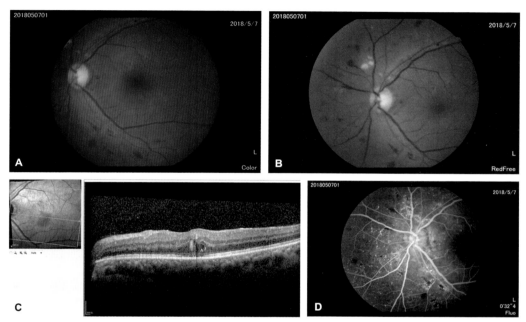

图 5-1-3　患者，男，48 岁，有 DM 病史。A. 彩色眼底照相显示左眼视盘周围散在的出血斑，并可见棉絮状渗出。B. 无赤光眼底照相显示出血斑呈黑色斑点，棉絮状渗出呈白色絮状斑块。C. OCT 显示出血斑呈竖椭圆形中等反射信号。D. 荧光素眼底血管造影显示出血斑处呈荧光遮挡

三、硬性渗出

概述：硬性渗出（hard exudate）是后极部边界清楚的蜡黄色点片状渗出，大小不等，位于外丛状层，渗出物为脂质成分，可被吸收，新旧交替。荧光素眼底血管造影常显示渗出中央或附近毛细血管异常和渗漏。

OCT 图像特征：表现为视网膜内大小不等、分布不均匀的强反射信号斑，常位于外丛状层附近，亦可位于神经节细胞层、内核层、外核层等部位。

病例图示（图 5-1-4）：

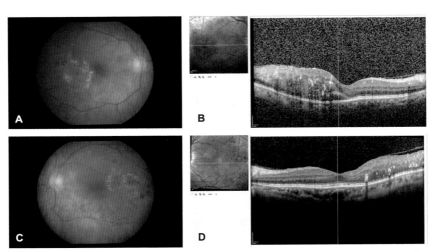

图 5-1-4　患者，女，年龄不详，有 DM 病史。A、C. 彩色眼底照相显示双眼黄斑颞侧呈轮状分布的黄白色斑点，伴视网膜出血。B、D. OCT 显示外层视网膜大量聚集或分散的强反射斑点，伴视网膜水肿、增厚，右眼黄斑区神经上皮层脱离

四、棉絮斑

概述：棉絮斑（cotton-wool spot）位于神经纤维层，大小不等，形状不规则，呈灰白或乳脂色，边界模糊，呈棉絮或绒毛样。棉絮斑是视网膜微血管闭塞性损害，因组织严重缺血，神经纤维层发生梗死而出现，预示视网膜发生增殖性病变的趋势。棉絮斑消退的半衰期为半年到一年半。

OCT 图像特征：位于神经纤维层，棉絮斑所在部位神经纤维层增厚、隆起，反射增强。

病例图示（图 5-1-5）：

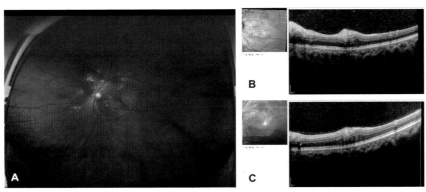

图 5-1-5　患者，男，36 岁，有 DM 病史。A. 彩色眼底照相显示视盘周围散在的棉絮状病灶，伴随小的出血斑。B、C. OCT 显示棉絮斑处神经纤维层增厚、隆起

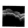

五、视网膜内微血管异常

概述：毛细血管正常管径约 5 ～ 12 μm。若荧光素血管造影显示视网膜毛细血管的能见度增强，出现异常扩张、粗细不均、迂回扭曲，呈现各种奇特形态，统称为视网膜内微血管异常，此时视网膜毛细血管易渗漏。轻症可逆，重症则发生器质性损害。

OCT 图像特征：表现为病灶所在部位视网膜层次欠清晰或不平整，同时可见视网膜水肿、渗出、出血。

病例图示（图 5-1-6）：

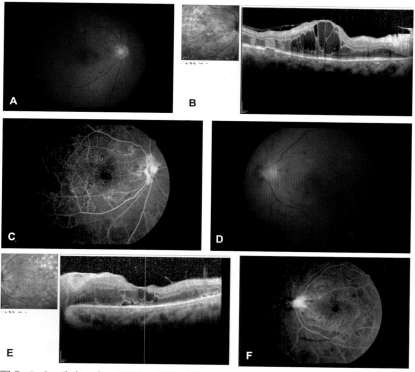

图 5-1-6　患者，女，52 岁，有 DM 病史。A、D. 双眼彩色眼底照相显示黄斑区周围视网膜散在的出血斑，局部可见黄白色硬性渗出斑，黄斑中心凹反光不可见。B、E. OCT 显示双眼黄斑区视网膜水肿，左眼伴视网膜脱离，视网膜层间可见散在的斑点状强反射。C、F. 荧光素眼底血管造影显示视网膜内大量微动脉瘤，微血管广泛异常，视盘新生血管形成，并可见大范围无灌注区

六、视网膜血管病变

概述：常见的视网膜血管病变包括视网膜小动静脉异常、视网膜大动静脉异常和毛细血管无灌注区等。

1. 视网膜小动静脉异常　常位于无灌注区边缘，荧光素染色或渗漏，粗细不均，可表现为串珠样曲张、环形弯曲，有时见血管鞘包绕。

2. 视网膜大动静脉异常　静脉迂曲、扩张，管径粗细不均，静脉管壁呈典型的串珠状或腊肠状。血管可盘绕成环形，有时有白鞘。荧光素染色或渗漏。动脉可表现为粗细不均，节段状荧光素染色或渗漏。

3. 毛细血管无灌注区　唯有荧光素眼底血管造影才能发现，有重要意义，壁细胞破坏导致严重的小血管闭塞，表现为大小不等的片状无荧光的暗区，周围毛细血管正常形态中断，边缘常伴随微动脉瘤和新生血管芽。病变常先发生于赤道部视网膜，渐向周边部和后极部视网膜发展，累及黄斑时，表现为黄斑毛细血管拱环扩大或缺损，视力预后不良，需要与出血相鉴别。

OCT 图像特征：病变所在部位视网膜水肿、渗出、出血、层次不清，视网膜不平整。

病例图示（图 5-1-7）：

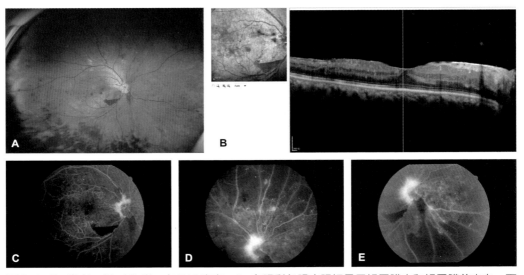

图 5-1-7　患者，男，50 岁，有 DM 病史。A. 右眼彩色眼底照相显示视网膜内和视网膜前出血，下方玻璃体陈旧性积血，视网膜棉絮斑。B. OCT 显示视网膜前膜形成，视网膜层次不清，层间散在斑点状强反射。C ～ E. 荧光素眼底血管造影可见视网膜内大量微动脉瘤，微血管广泛异常，视盘新生血管形成，视网膜前舟状出血，呈荧光遮挡，可见大范围无灌注区，局部静脉管壁呈串珠样改变

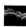

七、新生血管

概述：视网膜组织重度缺血、缺氧，视网膜血管壁萌发新生血管，好发于视盘及其附近和近赤道区，初期不易发现，荧光素眼底血管造影时可见大量荧光素渗漏，位于视网膜表面，多数突出于内界膜而与玻璃体接触。重度新生血管表现为视网膜大血管周围卷曲、迂回的细血管网，伴随纤维细胞增殖，形成纤维条带；管壁不健全，易出血，较多时血液进入玻璃体腔，严重影响视力。在视盘附近 1 PD 范围的视网膜上出现的新生血管，称为视盘新生血管（NVD）。其他任何部位的视网膜新生血管称为视网膜新生血管（NVE），常呈线状、芽状、花瓣状、扇形及不规则形。

OCT 图像特征：严重时视网膜表面条絮状纤维增殖呈中等反射信号，与视网膜牵连，合并出血时有相应的表现。

病例图示（图 5-1-8，5-1-9）：

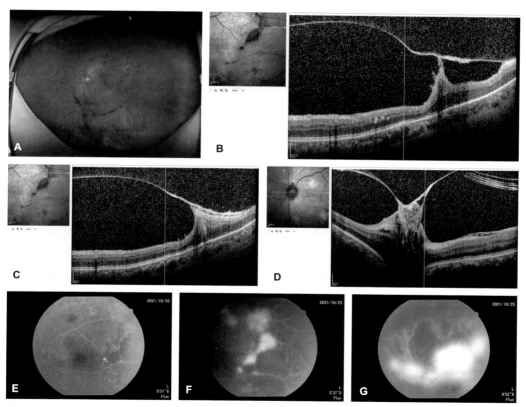

图 5-1-8　患者，男，64 岁，有 DM 病史。A. 左眼彩色眼底照相显示视网膜前灰白色纤维增殖，视网膜前出血。B ~ D. OCT 显示纤维增殖牵拉视网膜使之隆起。E ~ G. 荧光素眼底血管造影显示微动脉瘤、新生血管和无灌注区

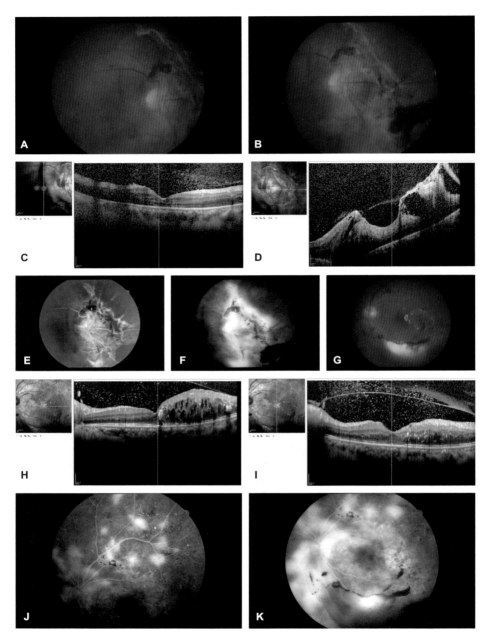

图 5-1-9　患者，男，年龄不详，有 DM 病史。A、B. 右眼彩色眼底照相显示视盘鼻侧视网膜前大范围灰白色纤维增殖，视网膜前出血。C、D. OCT 显示纤维增殖牵拉视网膜使之隆起、劈裂。E、F. 荧光素眼底血管造影显示纤维增殖处血管扭曲、畸形，大范围无灌注区，视盘新生血管形成，后期纤维增殖处大量荧光素渗漏。G. 左眼彩色眼底照相显示视网膜前出血、硬性渗出斑，颞下方有髓神经纤维。H、I. OCT 显示颞侧视网膜水肿、硬性渗出斑。J、K. 荧光素眼底血管造影显示视网膜大量新生血管呈强荧光素渗漏

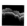

八、视网膜及玻璃体积血

概述：眼底可见大小不一的半圆形或舟状出血，出血进入玻璃体时形成玻璃体积血。

OCT 图像特征：出血多时，表现为前部强反射信号，后部反射逐渐衰减，甚至可见液平面。

病例图示（图 5-1-10）：

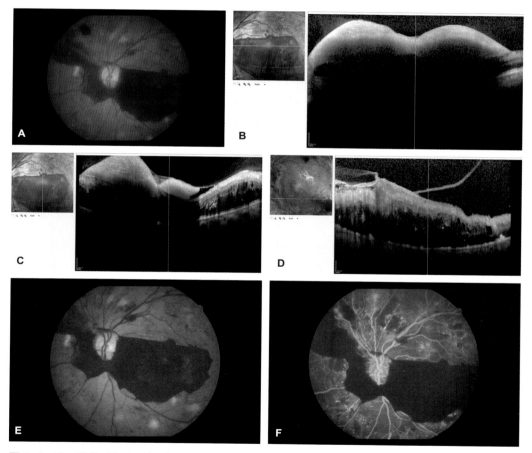

图 5-1-10 患者，男，66 岁，有 DM 病史。A. 左眼彩色眼底照相显示视网膜前大片出血，散在棉絮斑。B ~ D. OCT 显示出血呈强反射隆起，其后组织被遮挡，纤维增殖处牵拉视网膜使之隆起。E. 无赤光眼底照相显示出血区呈黑色团块，清晰显示视网膜异常血管。F. 荧光素眼底血管造影显示大量微动脉瘤、微血管广泛异常，出血呈荧光遮挡，静脉管壁呈串珠样

九、牵拉性视网膜脱离

概述：牵拉性视网膜脱离（tractional retinal detachment，TRD）是指由于玻璃体、视网膜的增生膜或纤维机化组织牵拉视网膜，随着病变不断进展，牵拉力机械性地将视网膜神经上皮层和色素上皮层分离。视网膜脱离的部位、程度、范围与增生膜或纤维机化组织与视网膜的粘连部位、范围和程度密切相关。牵拉力可发生在玻璃体内、视网膜内表面甚至视网膜下。牵拉性视网膜脱离比较特殊的病变是玻璃体黄斑牵拉综合征，是指后极部玻璃体后皮质增生、牵拉，导致局限性黄斑脱离、黄斑劈裂、黄斑裂孔等视网膜结构改变，OCT 检查可以清晰显示牵拉的玻璃体和黄斑结构的细微改变，明确分辨出视网膜脱离、水肿、黄斑劈裂甚至黄斑裂孔形成等解剖学变化。

OCT 图像特征：玻璃体腔的机化条索呈强反射信号，与视网膜粘连、牵拉，相应视网膜呈帐篷样隆起、劈裂或板层裂孔形成，视网膜神经上皮层与色素上皮层分离。

病例图示（图 5-1-11，5-1-12）：

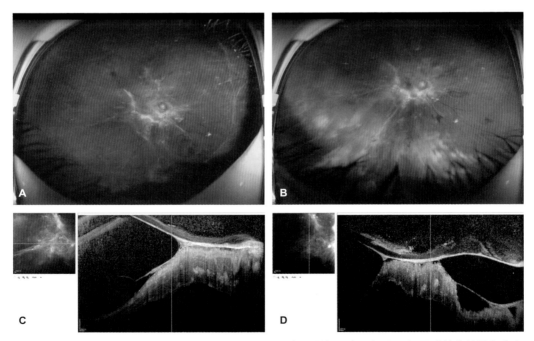

图 5-1-11　患者，男，49 岁，有 DM 病史。A、B. 右眼彩色眼底照相显示视网膜前大范围灰白色纤维增殖形成，伴出血斑，下方玻璃体腔陈旧性出血呈黄白色斑块状。C、D. OCT 显示纤维增殖处牵拉视网膜，导致神经上皮层脱离

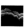

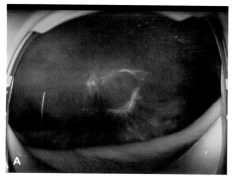

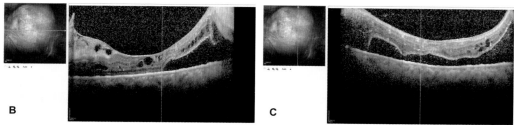

图 5-1-12　患者，男，66 岁，有 DM 病史。A. 左眼彩色眼底照相显示黄斑区视网膜前大范围灰白色纤维增殖形成，伴下方玻璃体陈旧性积血。B、C. OCT 显示纤维增殖处牵拉视网膜，导致神经上皮层脱离

第二节　糖尿病视网膜病变的分型和分级

一、分型（国内标准）

1. 单纯型

Ⅰ期：有微动脉瘤或合并有小出血点，（＋）较少，易数，（＋＋）较多，不易数。

注：“＋”代表出血点的数量。

Ⅱ期：有黄白色硬性渗出或合并有出血点，（＋）较少，易数，（＋＋）较多，不易数。

Ⅲ期：有灰白色软性渗出或合并有出血点，（＋）较少，易数，（＋＋）较多，不易数。

2. 增殖型

Ⅳ期：眼底有新生血管或合并有玻璃体积血。

Ⅴ期：眼底有新生血管和纤维增殖。

Ⅵ期：眼底有新生血管和纤维增殖，并发现视网膜脱离。

二、分级（国际标准）

分级：

无明显视网膜病变：视网膜无异常。

轻度非增殖性糖尿病视网膜病变：仅有微动脉瘤。

中度非增殖性糖尿病视网膜病变：有微动脉瘤，并存在轻于重度非增殖性糖尿病视网膜病变的表现。

重度非增殖性糖尿病视网膜病变：出现下面任何一种改变，但无增殖性糖尿病视网膜病变表现。①任何 1 个象限中有多于 20 处视网膜内出血。②在 2 个及以上象限中有静脉串珠样改变。③在 1 个以上象限中有显著的视网膜内微血管异常。

增殖性糖尿病视网膜病变：出现以下 1 种或多种改变，新生血管形成、玻璃体积血或视网膜前出血。

（王占平　付庆东）

参考文献

[1] 周海英, 焦璇, 赵萌, 等. 非增殖期糖尿病视网膜病变黄斑区硬性渗出的临床观察. 首都医科大学学报, 2010, 31(5):645-648.

[2] 庄秋霞, 张洪. 眼底荧光血管造影及光学相干断层扫描在糖尿病视网膜病变检查中的应用. 实用医院临床杂志, 2020, 17(5):117-120. doi:10. 3969/j. issn. 1672-6170. 2020. 05. 035.

[3] 谢英, 杨晓伟, 张薇, 等. OCT对糖尿病视网膜病变光感受器细胞层的检测. 国际眼科杂志, 2017, 17(12):2345-2347. doi:10. 3980/j. issn. 1672-5123. 2017. 12. 40.

[4] 刘长颖, 王杰, 陈芳, 等. 多方位光相干断层扫描血管成像对Ⅳ期糖尿病视网膜病变患眼视网膜及视盘新生血管的检出分析. 中华眼底病杂志, 2020, 36(5):349-353.

[5] 庄华, 徐国兴. 糖尿病视网膜病变Ⅱ期与Ⅲ期在多焦视网膜电图与相干光断层扫描上的对比研究. 临床眼科杂志, 2013, 21(5):394-397.

[6] 金昱, 黄国富, 赵雁之. 严重增殖性糖尿病视网膜病变患者术后疗效及影响因素. 国际眼科杂志, 2019, 19(9):1554-1558.

[7] 李玮, 杜新华, 李淑婷, 等. 糖尿病黄斑水肿光相干断层扫描分型与糖尿病视网膜病变分期及全身因素的相关性分析. 中华眼底病杂志, 2017, 33(3):262-266.

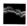
[8]　高丽琴, 张凤, 周海英, 等. 眼底彩色照相与荧光素眼底血管造影对判断糖尿病视网膜病变临床分期的一致性研究. 中华眼科杂志, 2008, 44(1):12-16.

[9]　樊利敏, 杨波, 计青, 等. 非增殖期糖尿病视网膜病变两种分期方法一致性的研究. 中国当代医药, 2017, 24(13):115-117.

[10]　美国眼科学会, 中华医学会眼科学分会. 眼科学临床指南：第7册. 北京：人民卫生出版社, 2006.

[11]　李凤鸣, 谢立信. 中华眼科学. 3版. 北京：人民卫生出版社, 2014.

[12]　Zhang BL, Chou YY, Zhao XY, et al. Early detection of microvascular impairments with optical coherence tomography angiography in diabetie patients without elinical retinopathy: a meta-analysis. Am J Ophthalmol, 2021, 222:226-237.

[13]　Fukuda M, Nakanishi Y, Fuse M, et al. Altered expression of aquaporins l and 4 coincides with neurodegenerative events in retinas of spontaneously diabetic Torii rats. Exp Eye Res, 2010, 90(1):17-25.

[14]　Samara WA, Say EA, Khoo CT, et al. Correlation of foveal avascular zone size with foveal morphology in normal eyes using optical coherence tomognaphy angiography. Retina, 2015, 35(11):2188-2195.

[15]　Provis JM, Sanderooe T, Hendrickson AE. Astrocytes and blood vessels define the foveal rim during primate retinal development. Invest Ophthalmol Vis Sei, 2000, 41(10) :2827-2836.

[16]　Reznicek L, Kernt M, Haritoglou C, et al. Correlation of leaking microaneurysms with retinal thickening in diabetic retinopathy. Int J Ophthalmol, 2011, 4(3): 269-271. doi: 10. 3980/j. issn. 2222-3959. 2011. 03. 11.

[17]　Durbin MK, An L, Shemonski ND, et al. Quantifieation of retinal. microvascular density in optical coherence tomographic angiography images in diabetic retinopathy. JAMA Ophthalmol, 2017, 135(4):370-376.

[18]　Wilkinson CP, Ferris FL, Klein RE, et a1. Proposed intemational clinical diabetic retinopathy and diabetic macular edema disease severity scales. Ophthalmology, 2003, 110(9): 1677-1682.

第六章 视网膜血管发育异常

第一节 早产儿视网膜病变

概述：早产儿视网膜病变（retinopathy of prematurity，ROP）是由于早产儿视网膜血管尚未发育完全，出现视网膜新生血管和纤维组织增生所致，与早产、低出生体重以及吸高浓度氧气有密切关系。1984年世界眼科学会正式将其定名为早产儿视网膜病变，ROP的确切病因仍未明确，目前公认的危险因素有低出生体重、早产、氧疗，其他还有高碳酸血症、高钠血症、低血糖、酸中毒、贫血、输血、高胆红素血症、败血症、光照、低体温、脑室周围出血、动脉导管未闭、应用β受体阻滞药等。发育未成熟的视网膜血管对氧极为敏感，高浓度氧使视网膜血管收缩或阻塞，引起视网膜缺氧，由此产生血管生长因子，刺激视网膜发生新生血管。血管逐渐从视网膜内长到表面，进而延伸到玻璃体内。新生血管都伴有纤维组织增生，纤维血管膜沿玻璃体前面生长，在晶状体后方形成晶状体后纤维膜，纤维膜收缩，将周边部视网膜拉向眼球中央，引起牵拉性视网膜脱离，最终导致眼球萎缩、失明。ROP分为3区、5期。

OCT图像特征：表现为玻璃体纤维血管增生，视网膜脱离累及或未累及黄斑，可为牵拉性或渗出性。

病例图示（图6-1-1）：

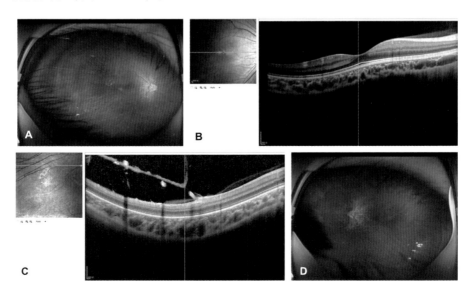

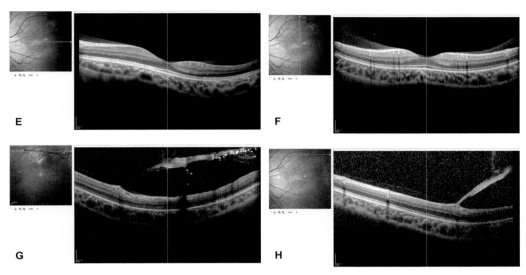

图 6-1-1 患儿，男，5 岁，家长发现患儿视力不良 1 年，具体不详。BCVA：OD 0.4，OS 0.4。A. 超广角彩色眼底照相显示右眼视网膜血管弓弯曲度变小，颞上方周边部视网膜血管呈平行柳树枝样，邻近的玻璃体中可见淡黄色颗粒状渗出物。B、C. OCT 显示黄斑区未见异常，颞上方视网膜前可见条索状强反射与视网膜牵连。D. 彩色眼底照相显示左眼视网膜血管弓弯曲度减小，血管走行较直，黄斑向颞下方移位，颞上方周边部视网膜前可见淡黄色颗粒状渗出物，颞下方周边部视网膜呈灰白色，表面可见金黄色渗出斑。E ～ H. OCT 显示黄斑区未见异常，颞上方视网膜前可见条带状强反射与视网膜牵连，其中可见颗粒状强反射斑点

第二节 外层渗出性视网膜病变

　　概述：外层渗出性视网膜病变是由 George Coats 于 1912 年首先报道，故又称 Coats 病。该病大多数见于男性儿童，女性较少，少数发生于成年人，绝大多数（90%）情况下侵犯单眼，偶为双眼受累。该病发病隐匿，病程缓慢，呈进行性，早期不易察觉（尤其是儿童患者），直到视力显著减退，出现白瞳症或失用性斜视时才被注意。眼底的特征性表现为扩张的毛细血管和团块状的视网膜下和视网膜内渗出。

　　OCT 图像特征：早期病变主要发生在赤道部和周边部视网膜，表现为黄斑区有渗出、脱离、水肿、硬性渗出积存，视网膜脱离时有相应的表现。

　　病例图示（图 6-2-1，6-2-2）：

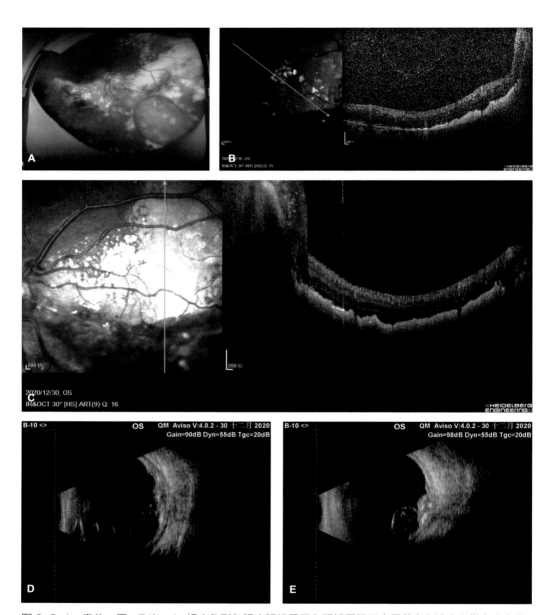

图 6-2-1　患儿，男，7岁。A. 超广角彩色眼底照相显示左眼视网膜下大量黄白色渗出和散在出血斑。B、C. OCT 显示外层视网膜弥漫性增厚，呈强反射。D、E. 眼部 B 超显示球壁增厚，局部隆起明显，玻璃体可见斑点状和囊样回声

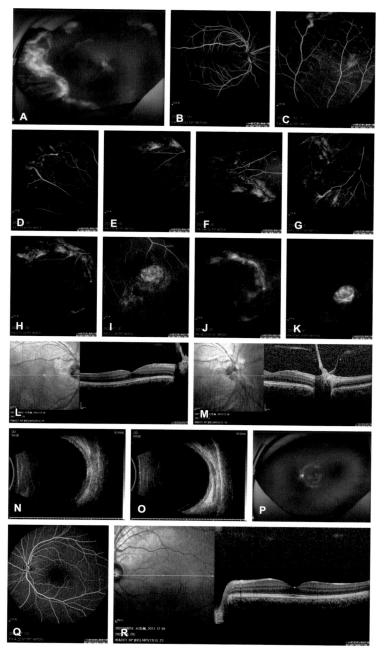

图 6-2-2 患儿,男,8 岁。A. 超广角彩色眼底照相显示右眼颞侧周边部视网膜可见大片地图样黄白色渗出灶,一直延伸到上方和下方周边部视网膜。B~K. 荧光素眼底血管造影显示颞侧周边部视网膜血管呈瘤样迂曲扩张,伴荧光素渗漏,下方周边部局部可见一团强荧光。L~O. OCT 显示视盘表面有纤维条索牵连,黄斑中心凹形态正常,眼部 B 超显示球壁局部增厚、隆起,后部玻璃体腔可见弥漫性细点状中低回声,与球壁相连,下方可见片状中等回声与球壁相连。P~R. 左眼未见异常

第三节 家族性渗出性玻璃体视网膜病变

概述：家族性渗出性玻璃体视网膜病变（familial exudative vitreoretinopathy，FEVR）由 Criswick 和 Schepens 于 1969 年首次报道，是一种遗传性视网膜血管发育异常造成的玻璃体视网膜疾病，主要基础病变是视网膜血管发育不完全，是儿童致盲性眼病之一，占 13% ~ 20%。目前发现 4 个相关基因突变。本病的遗传方式包括常染色体显性遗传、常染色体隐性遗传和 X 连锁隐性遗传。大部分患者双眼患病，病变可以不对称，疾病晚期表现和许多疾病相似，临床上很难鉴别诊断，容易漏诊和误诊，绝大多数患者不能提供明确的家族史。

OCT 图像特征：

轻度：只有周边部视网膜无血管区存在，视力没有异常，OCT 表现正常。中度：玻璃体视网膜牵引导致黄斑向颞下方移位，视网膜内或视网膜下渗出，出现视网膜脱离，有相应的表现。重度：主要是视网膜脱离的表现，部分患者表现为特征性的镰状皱襞，从视盘延伸到颞侧周边部视网膜，最终导致眼球萎缩。

病例图示（图 6-3-1，6-3-2）：

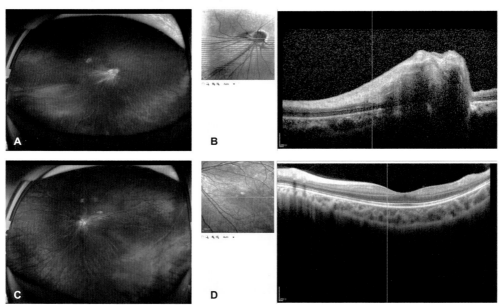

图 6-3-1 患儿，男，9 岁。自幼右眼视力差，外斜视，视力不详。A. 彩色眼底照相显示右眼后极部视网膜血管向颞下方牵引，上方和下方血管弓呈平行状，未见黄斑区形态和结构。B. OCT 显示右眼视盘颞侧视网膜增厚、层次不清，未见黄斑中心凹。C. 左眼黄斑区向颞下方移位，颞侧周边部视网膜呈灰白色，未见血管，与正常视网膜交界处呈灰白色线条状。D. 左眼黄斑中心凹形态正常，但距离视盘较远，颞侧周边部视网膜内层层次不清且薄厚不均

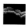

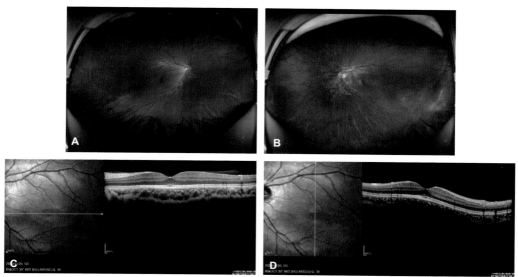

图6-3-2　患儿，女，7岁。体检发现视力差1年余，无早产和吸氧史，无相关家族史，视力 OD 1.0，OS 0.05。A. 超广角彩色眼底照相显示右眼视网膜血管向颞下方牵引、移位，上下血管弓弯曲度变小，颞侧周边部视网膜呈灰白色条纹状。B. 左眼视网膜血管轻微向颞下方牵引，颞侧周边部视网膜呈灰白色纤维增殖。C、D. OCT 显示黄斑区未见明显异常反射

（付庆东　任晓宇）

参考文献

[1]　王建仓, 杜非凡, 杨晓格, 等. 早产儿视网膜病变合并黄斑囊样水肿四例. 中华眼底病杂志, 2020, 36(5):384-385.

[2]　王欣, 崔彦. Coats病的病理机制及治疗研究进展. 国际眼科杂志, 2021, 21(7):1183-1186.

[3]　陈芝清, 姚克, 方肖云. Coats病伴黄斑中心凹下结节一例. 中华眼科杂志, 2008, 44(10):949-950.

[4]　曹绪胜, 彭晓燕. Coats病临床诊断中的问题分析. 中华眼底病杂志, 2005, 21(6):377-380.

[5]　苏满想, 张国明, 李战, 等. 家族性渗出性玻璃体视网膜病变临床研究. 中国斜视与小儿眼科杂志, 2016, 24(4):23-24, 49, 50.

[6]　李战, 范雅文, 项道满, 等. 家族性渗出性视网膜病变临床特征. 中国实用眼科杂志, 2014, 32(9):1076-1081.

[7] 丁洁, 龚健杨. 家族性渗出性玻璃体视网膜病变的筛查与诊断. 国际眼科杂志, 2021, 21(4):652-655.

[8] 李凤鸣, 谢立信. 中华眼科学. 3版. 北京：人民卫生出版社, 2014.

[9] Beselga D, Campos A, Mendes S, et al. Refractory coats' disease of adult onset. Case Rep Ophthalmol, 2012, 3(1):118-122.

[10] De Blauwe A, Van Ginderdeuren R, Casteels I. Bilateral Coats' disease with unusual presentation--a case report. Bull Soc Belge Ophtalmol, 2005, (295):35-39.

[11] Tripathi R, Ashton N. Electron microscopical study of Coat's disease. Br J Ophthalmol, 1971, 55(5):289-301.

[12] Herwig MC, Lffler KU, Wells JR, et al. Clinico-pathological correlations: posterior compartment of the eye and orbit. Klin Monbl Augenheilkd, 2012, 229(7):705-715.

[13] Rishi E, Rishi P, Appukuttan B, et al. Coats' disease of adult-onset in 48 eyes. Indian J Ophthalmol, 2016, 64(7):518-523.

[14] Gbert PR, Chan CC, Winter FC. Flat preparations of the retinal vessels in coats disease. J Pediatr Ophthalmol, 1976, 13(6):336-339.

[15] Grosso A, Pellegrini M, Cereda MG, et al. Pearls and pitfalls in diagnosis and management of Coats disease. Retina, 2015, 35 (4):614-623.

[16] Lyu J, Zhang Q, Wang SY, et al. Ultra-wide-field scanning laser ophthalmoscopy assists in the clinical detection and evaluation of asymptomatic early-stage familial exudative vitreoretinopathy. Graefes Arch Clin Exp Ophthalmol, 2017, 255(1): 39-47.

[17] Kashani AH, Brown KT, Chang E, et al. Diversity of retinal vascular anomalies in patients with familial exudative vitreoretinopathy. Ophthalmology, 2014, 121(11): 2220-2227.

[18] Kashani AH, Brown KT, Chang E, et al. Diversity of retinal vascular anomalies in patients with familial exudative vitreoretinopathy. Ophthalmology, 2014, 121(11):2220-2227.

[19] Yuan M, Ding X, Yang Y, et al. Clinical features of affected and undetached fellow eyes in patients with FEVR-associated rhegmatogenous retinal detachment. Retina, 2017, 37(3):585-591.

第七章 黄斑疾病

第一节 黄斑裂孔

概述：黄斑裂孔（macular hole）是指发生于黄斑区的视网膜裂孔，视网膜内界膜至感光细胞层发生全部或部分组织缺损，形成全层或板层裂孔。病变可因外伤、变性、长期黄斑囊样水肿、高度近视、玻璃体牵拉等原因形成。

Gass 将黄斑裂孔分为 4 期。①Ⅰ期：中心凹消失，无玻璃体黄斑中心凹分离。②Ⅱ期：< 400 μm 的偏心的视网膜缺损，无玻璃体黄斑中心凹分离。③Ⅲ期：≥ 400 μm 的中心视网膜全层缺损，裂孔边缘厚度增加，裂孔前可见孔盖，不完全玻璃体后脱离，无 Weiss 环。④Ⅳ期：完整的黄斑裂孔形成，裂孔边缘水肿，孔盖自由漂浮在玻璃体后界面，完全玻璃体后脱离（posterior vitreous detachment，PVD），可见 Weiss 环。

OCT 图像特征：①Ⅰ期特发性黄斑裂孔，可见玻璃体对中心凹的牵拉和黄斑囊样改变，以及视网膜神经上皮层的脱离。②Ⅱ期特发性黄斑裂孔则可见一全层小裂孔，裂孔边缘常有玻璃体皮质的牵拉。③Ⅲ期全层黄斑裂孔表现为视网膜的全层缺失，裂孔边缘视网膜水肿。④Ⅳ期中心凹视网膜全层缺损，裂孔边缘视网膜水肿、增厚，或伴随孔缘周围视网膜神经上皮层脱离，同时可清晰显示玻璃体后皮质。

OCT 图像特征：板层裂孔表现为黄斑区视网膜内层或外层光带的部分缺损。

病例图示（图 7-1-1 ~ 7-1-12）：

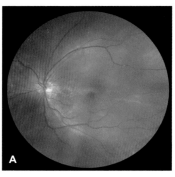

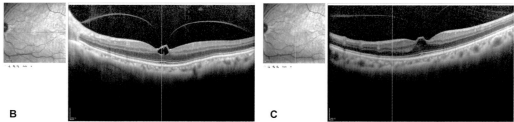

图 7-1-1 患者，女，70 岁，左眼黄斑裂孔 I 期。A. 左眼黄斑中心凹反光消失。B、C. OCT 显示玻璃体后界膜牵拉黄斑，黄斑区内层视网膜呈囊样改变，中心凹消失

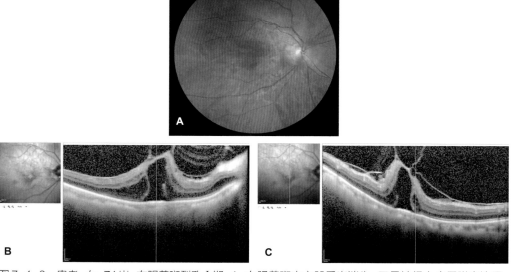

图 7-1-2 患者，女，74 岁，右眼黄斑裂孔 I 期。A. 右眼黄斑中心凹反光消失，可见神经上皮层脱离边界。B、C. OCT 显示玻璃体牵拉黄斑区视网膜使之呈帐篷样隆起，外层神经上皮层缺失

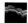

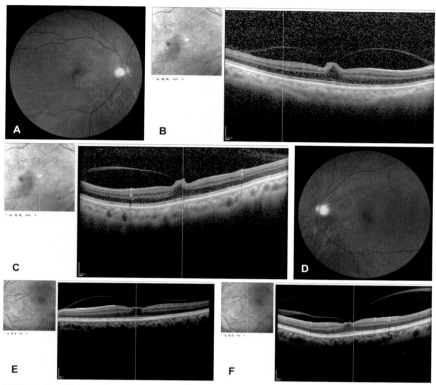

图 7-1-3　患者，男，75 岁，双眼黄斑裂孔 I 期。A、D. 双眼黄斑中心凹反光消失，附近上下可见三片色泽变淡区域，视盘生理凹陷较大。B、C、E、F. OCT 显示双眼玻璃体后界膜牵拉黄斑中心，黄斑区视网膜隆起，中心凹消失

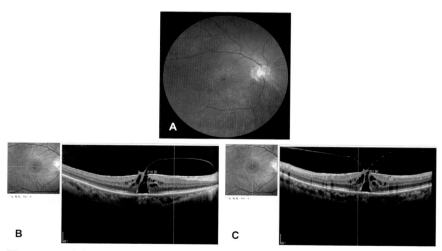

图 7-1-4　患者，男，64 岁，右眼黄斑裂孔 II 期。A. 右眼黄斑区周围呈金箔样反光，中心可见裂孔。B、C. OCT 显示玻璃体后界膜部分牵拉黄斑，黄斑区呈偏心的全层缺失，孔径 200 μm 左右，孔缘视网膜水肿、增厚

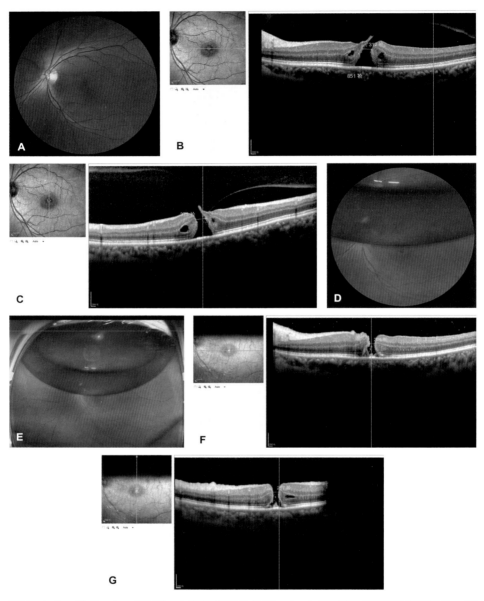

图 7-1-5　患者，女，58 岁，左眼黄斑裂孔 II 期。A. 左眼黄斑区可见不规则裂孔，周围可见晕轮。B、C. OCT 显示玻璃体后界膜部分牵拉黄斑，黄斑区呈偏心的全层缺失，孔径 300 μm 左右，孔缘视网膜水肿、增厚。D、E. 手术注气，玻璃体腔上方可见气泡，依旧可见裂孔，但孔较原来变小。F、G. OCT 显示术后玻璃体后界膜完全脱离黄斑区，孔径 200 ～ 250 μm

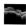

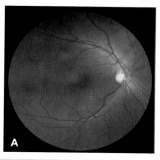

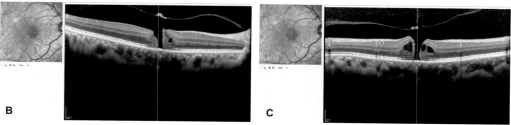

图 7-1-6　患者，女，64 岁，右眼黄斑裂孔Ⅲ期。A. 右眼黄斑中心凹反光消失，隐约可见中心裂孔形成。B、C. OCT 显示黄斑区视网膜全层缺失，孔缘视网膜水肿、增厚，孔径 250 μm 左右，玻璃体后界膜与黄斑完全分离，同时可见孔盖附着于玻璃体后皮质，漂浮于孔前

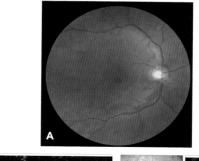

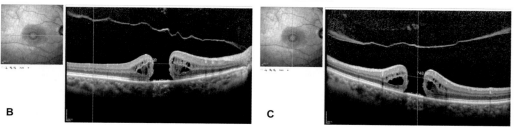

图 7-1-7　患者，女，69 岁，右眼黄斑裂孔Ⅲ期。A. 右眼黄斑区可见较大的圆形裂孔，周围可见晕轮。B、C. OCT 显示黄斑区视网膜全层缺失，孔缘视网膜水肿、增厚，孔径 700 ~ 750 μm，玻璃体后界膜与黄斑完全分离，同时可见孔盖附着于玻璃体后皮质，漂浮于孔前

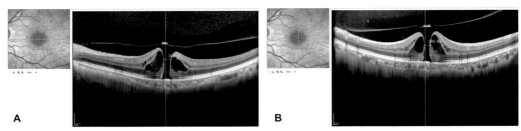

图 7-1-8　患者，女，66 岁，左眼黄斑裂孔Ⅲ期。A、B. OCT 显示黄斑区视网膜全层缺失，孔缘视网膜水肿、增厚，孔径 250 ~ 300 μm，玻璃体后界膜与黄斑完全分离，同时可见孔盖附着于玻璃体后皮质，漂浮于孔前

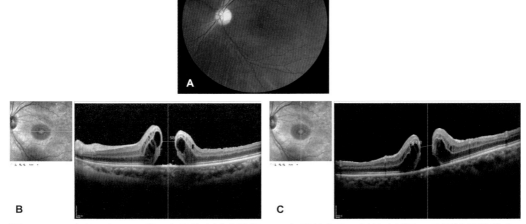

图 7-1-9　患者，女，58 岁，左眼黄斑裂孔Ⅳ期。A. 左眼黄斑区可见较大裂孔，孔周视网膜脱离。B、C. OCT 显示黄斑区视网膜全层缺失，孔缘视网膜明显水肿、增厚，孔径 560 ~ 580 μm；完全玻璃体后脱离，未见脱离的玻璃体后界膜及孔盖反射

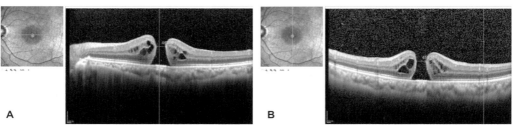

图 7-1-10　患者，女，67 岁，左眼黄斑裂孔Ⅳ期。A、B. OCT 显示黄斑区视网膜全层缺失，孔缘视网膜明显水肿、增厚，孔径 450 ~ 460 μm；完全玻璃体后脱离，未见脱离的玻璃体后界膜及孔盖反射

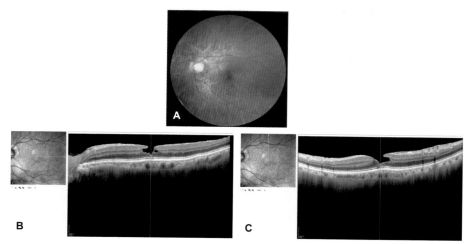

图 7-1-11　患者，女，72岁，左眼黄斑板层裂孔。A. 左眼黄斑中心凹反光消失。B、C. OCT 显示视网膜表面膜状强反射信号紧密附着，黄斑区视网膜内层部分缺失，中心凹形态改变

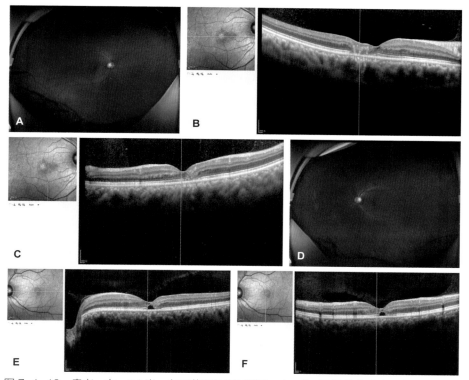

图 7-1-12　患者，女，54岁，左眼黄斑外板层裂孔。A、D. 双眼黄斑中心凹色素紊乱，右眼明显。B、C. 右眼黄斑中心凹颞侧外层视网膜局部萎缩。E、F. 左眼黄斑区外层结构缺失，只残留部分内层视网膜而呈桥状连接

第二节 玻璃体黄斑牵拉综合征

概述：玻璃体黄斑牵拉综合征（vitreomacular traction syndrome，VMT）是指在玻璃体发生后脱离的过程中，未脱离的玻璃体与黄斑区视网膜粘连紧密，黄斑区的玻璃体后皮质随着其他部位已脱离的玻璃体向前运动，牵拉黄斑区的视网膜，造成黄斑部水肿、劈裂，甚至神经上皮层脱离、裂孔形成的一种疾病。

OCT 图像特征：可清晰显示不完全后脱离的玻璃体后皮质对黄斑的牵拉，黄斑区视网膜神经上皮层增厚、水肿、劈裂或脱离，中心凹消失。可明确牵拉的部位、牵拉的程度、有无视网膜前膜和黄斑裂孔形成以及黄斑水肿的程度。

病例图示（图 7-2-1 ~ 7-2-3）：

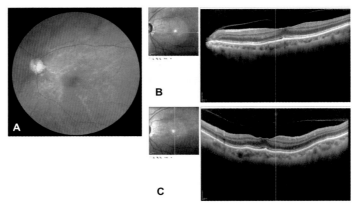

图 7-2-1　患者，女，71 岁，左眼玻璃体黄斑牵拉综合征。A. 左眼黄斑中心凹反光消失，色素紊乱，可见大小不等的黄白色斑点。B、C. OCT 显示左眼玻璃体后界膜牵拉黄斑区视网膜，黄斑中心凹形态改变，几乎消失

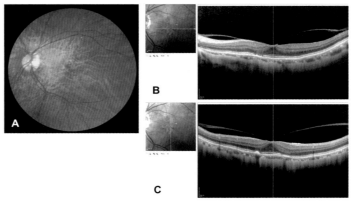

图 7-2-2　患者，男，85 岁，左眼玻璃体黄斑牵拉综合征。A. 左眼呈豹纹状改变，黄斑中心凹反光消失。B、C. OCT 显示左眼玻璃体后界膜牵拉黄斑区视网膜，黄斑区呈帐篷样吊起，黄斑中心凹几乎消失，色素上皮层局部隆起

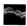

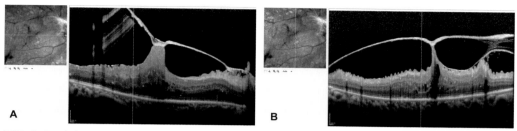

图 7-2-3　患者，男，55 岁，右眼玻璃体黄斑牵拉综合征。A、B. OCT 显示右眼玻璃体后界膜增厚，与黄斑区视网膜粘连牵拉，黄斑区呈帐篷样凸起，黄斑中心凹消失

第三节　黄斑视网膜前膜

概述：黄斑视网膜前膜（macular epiretinal membrane）是指在视网膜内表面生长的无血管的纤维细胞性增殖膜，是影响视力的一个重要原因，尤其是对于老年人。大部分患者的黄斑视网膜前膜的形成原因不明，故又称为特发性黄斑视网膜前膜。

OCT 图像特征：少量的前膜，仅表现为视网膜表面局部反光增强，视网膜形态结构正常。较厚的前膜和面积较大的前膜可见黄斑区表面一层高反射信号带，表现为视网膜水肿、增厚、劈裂，视网膜皱缩，表面不平整，黄斑板层裂孔形成，假性黄斑裂孔，中心凹消失，中心凹变形，黄斑区视网膜脱离等。

病例图示（图 7-3-1 ~ 7-3-6）：

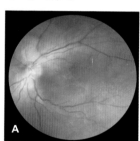

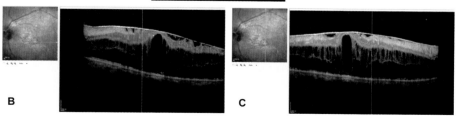

图 7-3-1　患者，女，58 岁，左眼黄斑视网膜前膜。A. 左眼黄斑区呈灰黄色金箔样反光，中心凹反光消失。B、C. OCT 显示后极部视网膜表面一层膜状强反射，与视网膜粘连紧密，视网膜广泛水肿、增厚，黄斑区呈囊样无反射区，中心凹消失

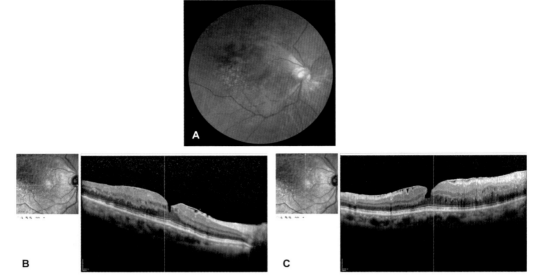

图 7-3-2　患者，女，76 岁，右眼黄斑视网膜前膜。A. 右眼颞上方出血斑，黄斑区周围可见大量黄白色斑点。B、C. OCT 显示视网膜表面一层膜状强反射，与视网膜粘连紧密，上方视网膜广泛增厚，层间可见散在的硬性渗出斑，外层视网膜可见多灶性小隆起，黄斑中心凹的形态不规则

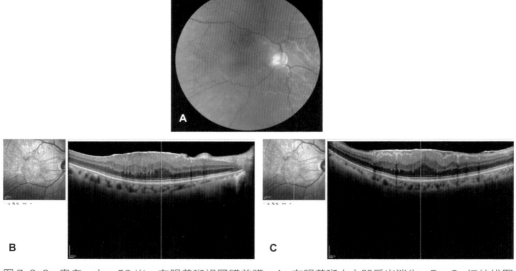

图 7-3-3　患者，女，59 岁，右眼黄斑视网膜前膜。A. 右眼黄斑中心凹反光消失。B、C. 红外线图像可见黄斑区视网膜血管皱缩，排列密集。OCT 显示黄斑区视网膜表面一层膜状强反射，与视网膜粘连紧密，黄斑区视网膜增厚，中心凹消失

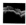

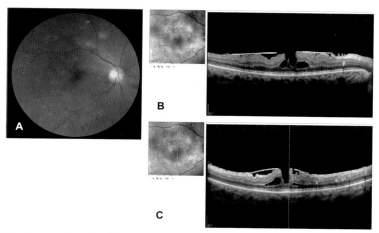

图 7-3-4 患者，女，67 岁，右眼黄斑视网膜前膜。A. 右眼黄斑区可见散在的金箔样反光，黄斑中心凹反光消失。B、C. OCT 显示黄斑区视网膜表面一层膜状强反射，与视网膜粘连紧密，黄斑区视网膜劈裂、增厚，中心凹形态不规则

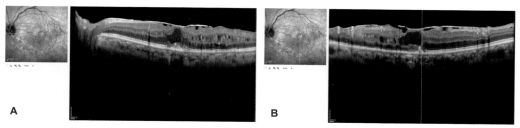

图 7-3-5 患者，男，77 岁，左眼黄斑视网膜前膜。A、B. OCT 显示视网膜表面一层膜状强反射，与视网膜粘连紧密，视网膜广泛增厚，黄斑区视网膜呈囊样改变，中心凹消失

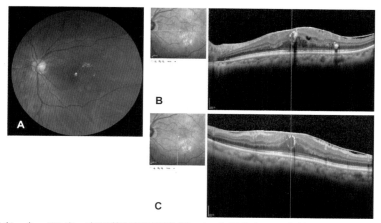

图 7-3-6 患者，女，69 岁，左眼黄斑视网膜前膜。A. 左眼黄斑区呈金箔样反光，中心凹反光消失，周围可见硬性渗出。B、C. OCT 显示视网膜表面一层膜状强反射，与视网膜粘连紧密，黄斑区视网膜广泛增厚，层间可见硬性渗出斑，中心凹消失

第四节　黄斑囊样水肿

概述：黄斑囊样水肿（cystoid macular edema，CME）是各种原因引起的视网膜微血管异常，导致细胞外液积存于黄斑区外丛状层 Henle 纤维间。CME 并不是指视网膜色素上皮（RPE）层下或视网膜神经上皮层下积液，也有别于动脉阻塞的细胞内水肿。CME 并不是一种独立的眼病，在临床上引起 CME 的疾病很多，是致盲性黄斑病变之一。

OCT 图像特征：表现为黄斑区及其周围视网膜显著水肿、增厚、隆起、层次不清，伴或不伴黄斑区神经上皮层脱离，水肿以视网膜内丛状层－外核层为重，黄斑中心凹尤为显著，可见囊样低反射灶。正常的黄斑中心凹消失、变平甚至隆起，神经上皮层较正常的明显增厚，神经节细胞层、内丛状层、外丛状层以及光感受器内、外节段光反射普遍降低，其间有数个囊样暗区。囊腔内为积液，显示为均匀的深色腔隙。在不同的扫描方向上可以观察到不同大小和深浅的囊腔密集地分布在黄斑中心凹及其周围，主要位于外丛状层，但亦可见于其他各层。在黄斑囊样水肿早期，OCT 表现为多个小囊泡；随着病程的发展，小囊泡可逐渐融合成一个或数个大囊泡，此时黄斑中心凹高度隆起，呈山峰状，囊泡的表面仅为内界膜所覆盖；如果黄斑囊样水肿继续加重，大的囊泡一旦破裂，其内的视网膜组织缺失，可以形成黄斑裂孔。OCT 可以定量分析水肿程度，还可以对治疗前、后同一部位的水肿程度进行对比。

病例图示（图 7-4-1 ～ 7-4-19）：

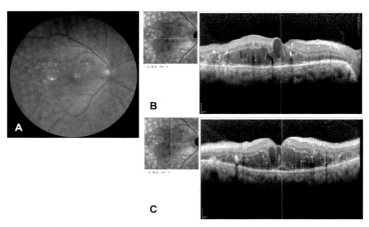

图 7-4-1　患者，男，62 岁，右眼黄斑囊样水肿。A. 右眼黄斑中心凹反光消失，可见硬性渗出，周围可见激光斑。B、C. OCT 显示右眼后极部视网膜广泛水肿、增厚，层间可见散在的硬性渗出斑呈强反射，黄斑中心凹神经上皮层浅脱离，黄斑区呈囊样改变，中心凹消失

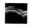

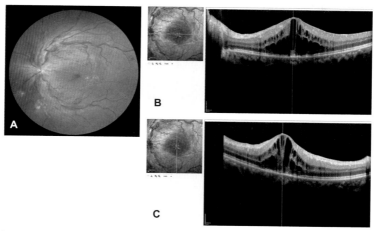

图7-4-2 患者，男，36岁，左眼黄斑囊样水肿。A. 左眼中央静脉迂曲、扩张，视网膜火焰状出血，并可见棉絮斑和硬性渗出，黄斑区呈假性裂孔样改变。B、C. 红外线眼底像显示黄斑区呈花瓣样改变，OCT 显示黄斑区呈典型的囊样隆起，向外延续至光感受器层

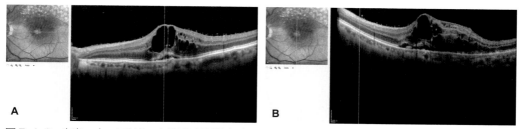

图7-4-3 患者，女，74岁，左眼黄斑囊样水肿。A、B. OCT 显示左眼黄斑区及其上方视网膜水肿、增厚，黄斑区神经上皮层浅脱离，黄斑区呈大囊腔样改变，上方视网膜可见激光斑

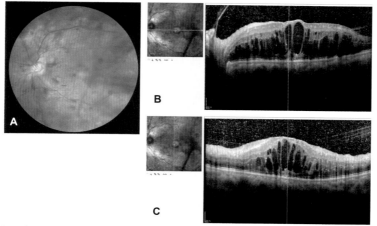

图7-4-4 患者，女，47岁，左眼黄斑囊样水肿。A. 左眼屈光间质混浊，可见出血斑，视网膜普遍呈灰黄色改变，黄斑中心凹反光消失。B、C. OCT 显示左眼后极部视网膜弥漫性水肿、增厚，黄斑区呈囊样改变

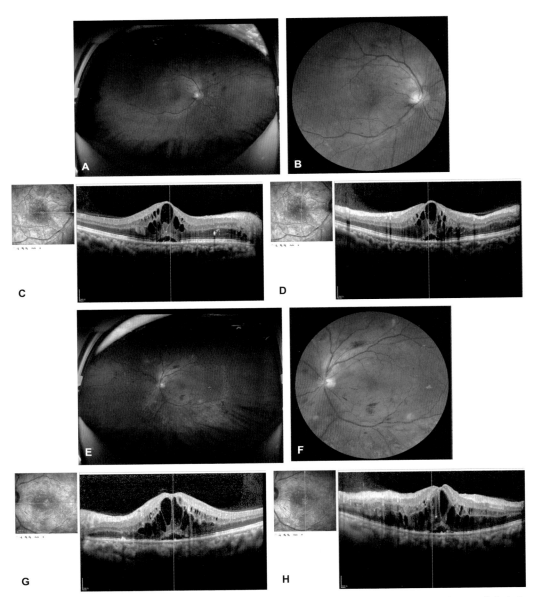

图 7-4-5　患者，男，60 岁，双眼黄斑囊样水肿。A、B、E、F. 双眼可见出血斑、棉絮斑，黄斑中心凹反光消失，左眼可见局部激光斑。C、D、G、H. OCT 显示双眼黄斑区呈囊样改变，伴神经上皮层浅脱离

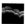

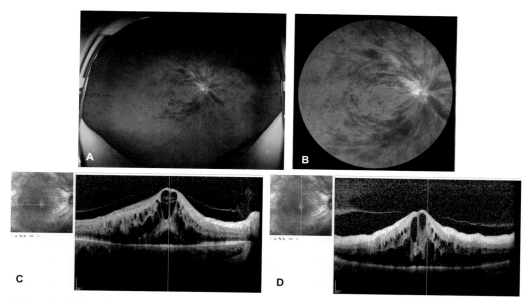

图 7-4-6 患者，女，64 岁，右眼黄斑囊样水肿。A、B. 彩色眼底照相显示视网膜火焰状出血，黄斑中心凹反光消失。C、D. OCT 显示右眼黄斑区视网膜呈囊样隆起，伴神经上皮层脱离

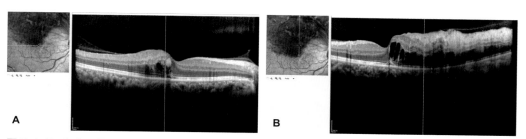

图 7-4-7 患者，男，50 岁，右眼黄斑囊样水肿。A、B. OCT 显示右眼黄斑区及其上方视网膜水肿、增厚、层次欠清，黄斑区出血呈中等反射信号，黄斑区上半部呈囊样改变

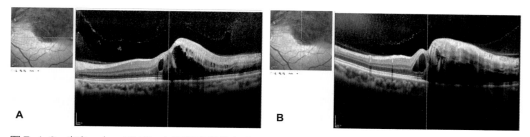

图 7-4-8 患者，女，54 岁，左眼黄斑囊样水肿。A、B. OCT 显示左眼黄斑区及其上方视网膜水肿、增厚、层次欠清，黄斑区出血呈中等反射信号，黄斑区视网膜神经上皮层浅脱离

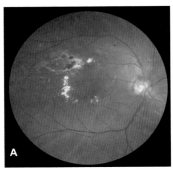

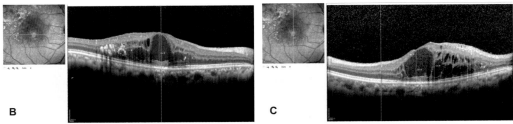

图 7-4-9　患者，男，69 岁，右眼黄斑囊样水肿。A. 右眼黄斑区周围可见硬性渗出，中心凹反光消失，颞上方可见大片色素增生，并可见小的出血斑。B、C. OCT 显示右眼黄斑区视网膜水肿、增厚，黄斑区呈大囊腔改变，囊腔边缘可见硬性渗出斑，颞侧较多

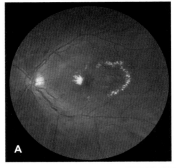

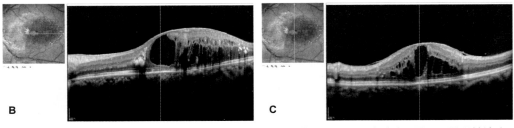

图 7-4-10　患者，男，56 岁，左眼黄斑囊样水肿。A. 左眼黄斑中心凹反光消失，周围可见硬性渗出。B、C. OCT 显示左眼黄斑区及其颞侧视网膜水肿、增厚，黄斑区呈大囊腔改变，囊腔边缘可见硬性渗出斑

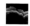

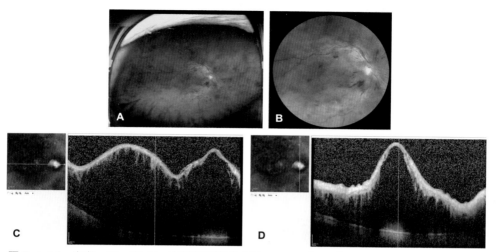

图 7-4-11　患者，男，62 岁，右眼黄斑囊样水肿。A、B. 视网膜静脉迂曲、扩张，视网膜火焰状出血，黄斑中心凹反光消失。C、D. OCT 显示右眼后极部视网膜显著水肿、增厚伴劈裂，表层视网膜反射较强，呈山脊样隆起，后部视网膜层次不清晰，光衰减严重

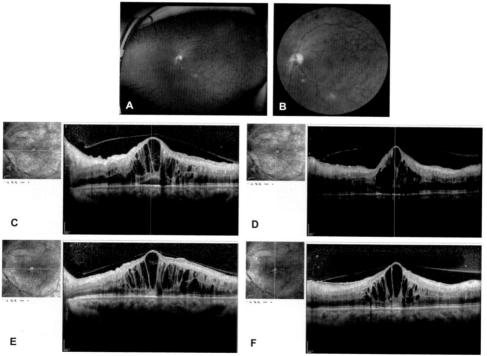

图 7-4-12　患者，女，57 岁，左眼黄斑囊样水肿。A、B. 左眼全视网膜光凝术（PRP）后，可见大量激光斑，黄斑区周围可见少量出血斑，中心凹反光消失。C、D. OCT 显示左眼后极部视网膜广泛增厚、层次不清，黄斑区视网膜呈囊样隆起，向后延续直达外界膜，伴神经上皮层局部脱离。E、F. 同一患眼治疗后，黄斑区神经上皮层浅脱离消失，黄斑区水肿改变不明显

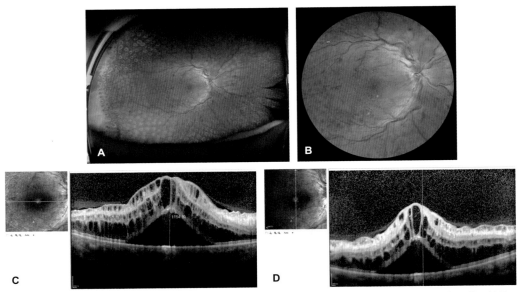

图7-4-13　患者，女，54岁，右眼黄斑囊样水肿。A、B. 彩色眼底照相显示右眼中央静脉迂曲、扩张，可见激光斑，黄斑中心凹反光消失。C、D. OCT 显示右眼黄斑区视网膜广泛水肿、增厚，黄斑区视网膜神经上皮层高度脱离、隆起

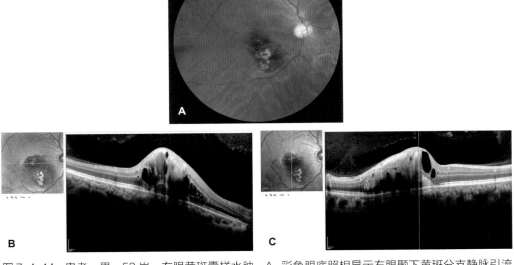

图7-4-14　患者，男，52岁，右眼黄斑囊样水肿。A. 彩色眼底照相显示右眼颞下黄斑分支静脉引流区出血，并可见棉絮状渗出。B、C. OCT 显示右眼黄斑区及其下方视网膜水肿、增厚、层次不清，黄斑区视网膜出血呈中低反射，部分囊腔中可见血液信号呈中低反射，黄斑区神经上皮层出血性脱离

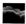

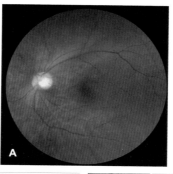

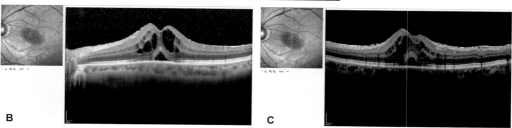

图7-4-15 患者，男，62岁，左眼黄斑囊样水肿。A. 左眼黄斑中心凹反光消失。B、C. 红外线眼底像显示水肿区域的反射信号较弱；OCT 显示左眼后极部视网膜少量前膜形成，黄斑区视网膜呈囊样改变，伴神经上皮层脱离

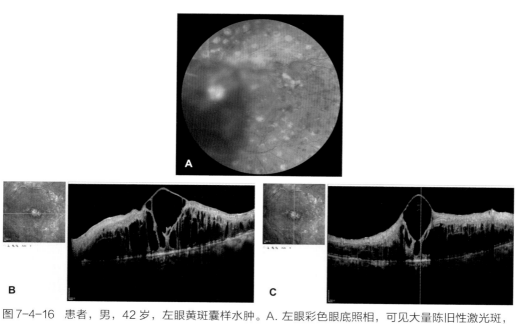

图7-4-16 患者，男，42岁，左眼黄斑囊样水肿。A. 左眼彩色眼底照相，可见大量陈旧性激光斑，屈光间质混浊，黄斑中心凹反光消失。B、C. OCT 显示黄斑区视网膜广泛水肿、增厚、劈裂，向后延续直达外界膜，黄斑囊样水肿前界只剩视网膜内界膜呈桥状连接

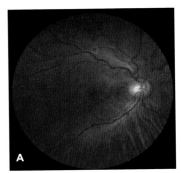

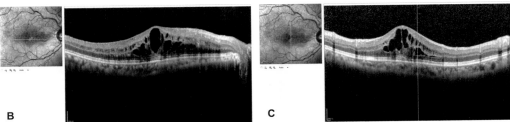

图7-4-17 患者，男，65岁，右眼黄斑囊样水肿。A. 颞上方分支静脉迂曲、扩张，可见出血斑，黄斑中心凹反光消失。B、C. 红外线眼底像显示后极部视网膜上方反射减弱，OCT 显示黄斑区视网膜呈囊样水肿

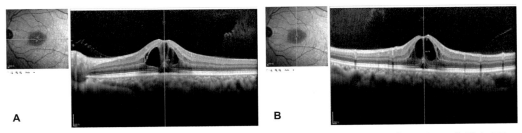

图7-4-18 患者，男，56岁，左眼黄斑囊样水肿。A、B. 红外线眼底像显示黄斑区视网膜反射减弱，OCT 显示黄斑区视网膜呈囊样水肿，伴神经上皮层浅脱离

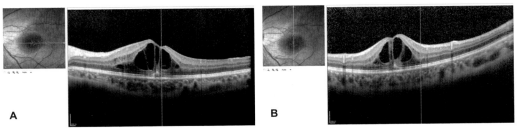

图7-4-19 患者，女，50岁，左眼黄斑囊样水肿。A、B. 红外线眼底像显示黄斑区视网膜反射减弱，OCT 显示黄斑区视网膜呈囊样水肿，伴神经上皮层浅脱离

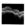

第五节　黄斑出血

概述：伴有脉络膜新生血管的黄斑出血（macular hemorrhage）称为新生血管性黄斑出血；玻璃膜破裂形成的黄斑出血称为漆裂纹性黄斑出血或称单纯性黄斑出血，一般发生于高度近视眼。此外，糖尿病视网膜病变、静脉阻塞、年龄相关性黄斑变性、外伤等都可以引起黄斑出血。由于出血位于黄斑区，因此会对患者的中心视力造成严重影响，表现为眼前黑影、暗点或视物变形等。

OCT 图像特征：OCT 信号的强弱与出血的浓密程度以及位置有关。浓厚的出血表现为高反射信号，其后方的组织反射信号被遮挡；淡薄出血的反射信号与正常视网膜类似，难以区分；伴有视网膜下新生血管时可见强反射隆起信号，周围出血呈中等反射信号；外伤常伴随视网膜挫伤、脉络膜裂伤甚至黄斑裂孔形成。

病例图示（图 7-5-1 ~ 7-5-7）：

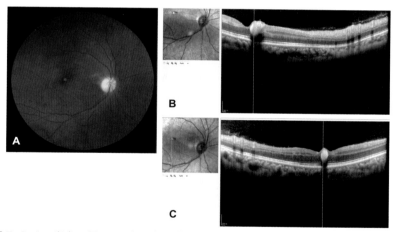

图 7-5-1　患者，男，44 岁，右眼黄斑出血。A. 彩色眼底照相显示黄斑中心凹鼻侧可见出血斑。B、C. OCT 显示右眼黄斑中心凹鼻侧视网膜浅层出血呈不规则强反射信号，其后可见光影

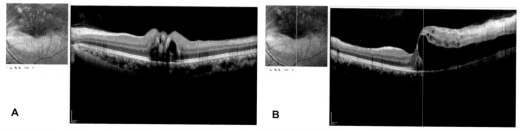

图 7-5-2　患者，女，44 岁，左眼黄斑出血。A、B. 红外线眼底像可见黄斑区及其上方视网膜反射减弱。OCT 显示黄斑区鹅卵石样强反射信号，并可见囊样改变、中心凹消失，伴神经上皮层浅脱离

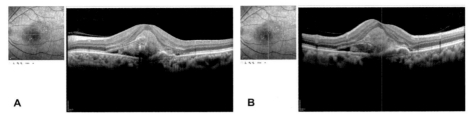

图 7-5-3　患者，女，63 岁，左眼黄斑出血。A、B. OCT 显示左眼黄斑区视网膜下及视网膜内弥漫性中等反射信号，边界不清，神经上皮层脱离，色素上皮层局部隆起，黄斑中心凹消失

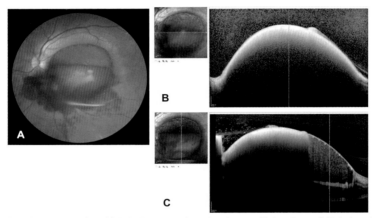

图 7-5-4　患者，女，61 岁，左眼黄斑出血。A. 彩色眼底照相显示黄斑区视网膜前出血，由于重力作用，血细胞沉降，可见液平面。B、C. 红外线眼底像可见出血的液平面，上方血清区可透见弱视网膜反射，下方血细胞区反射遮挡，后部组织不可见，OCT 显示出血区被内界膜包裹，血清区呈弥漫性低反射信号，出血区呈强反射信号，后部信号逐渐衰减，视网膜反射信号被全部遮挡

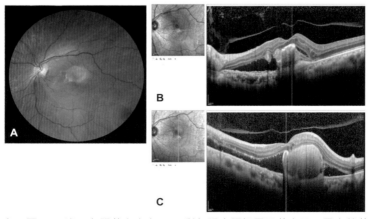

图 7-5-5　患者，男，78 岁，左眼黄斑出血。A. 彩色眼底照相显示黄斑区可见盘状黄白色病灶。B、C. OCT 显示左眼黄斑区视网膜神经上皮层下不规则块状中等反射信号，表面反射信号较强，与色素上皮层信号相连续，周围神经上皮层发生浆液性脱离

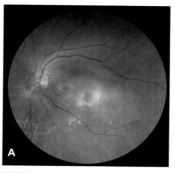

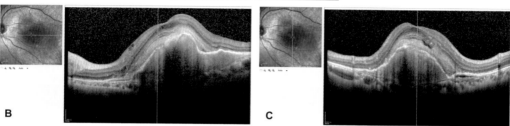

图7-5-6 患者，女，71岁，左眼黄斑出血。A. 彩色眼底照相显示黄斑区可见盘状黄白色病灶。B、C. OCT 显示左眼黄斑区视网膜高度隆起，视网膜神经上皮层下可见弥漫性中等反射信号，色素上皮层高度隆起，其下可见弥漫性中低反射信号，逐渐衰减；后部色素上皮层、玻璃膜、脉络膜反射信号由于被遮挡，反射减弱或消失

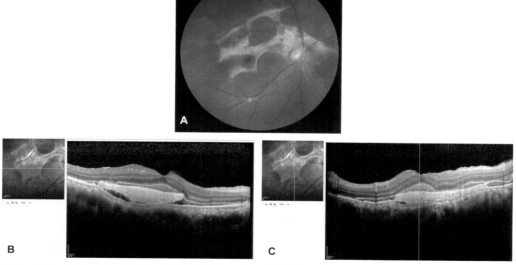

图7-5-7 患者，男，59岁，右眼黄斑出血。A. 彩色眼底照相显示右眼黄斑区及视盘上方黄白色病灶，并可见出血（外伤所致）。B、C. OCT 显示右眼黄斑区视网膜神经上皮层脱离，脱离间隙可见舟样块状中等反射信号，边界清晰，视网膜下同时可见弥漫性中低反射信号

第六节　黄斑区视网膜劈裂症

概述：视网膜劈裂症（retinoschisis）是指视网膜的神经上皮层劈裂为内、外两层，根据劈裂的部位及临床特点，本病分为 2 个类型。在神经纤维层发生劈裂者为遗传性视网膜劈裂，为性连锁隐性遗传；在外丛状层发生劈裂者为变性性视网膜劈裂。前一类多见于儿童及青年人，后一类多见于 50 岁以上的中老年人。本病常双眼发病，发病无性别差异。其中最具特征的是黄斑部视网膜劈裂，也叫黄斑劈裂，它几乎 100% 属于遗传性视网膜劈裂，大约 50% 的病例仅有黄斑部劈裂而无周边部视网膜劈裂。

OCT 图像特征：显示黄斑区囊样改变，伴斜行或垂直的桥状组织相连，视网膜神经上皮层之间分离，其间有桥状组织相连。OCT 对视网膜劈裂症具有高度特异性，能够清晰地显示出视网膜神经上皮层间的分离。

病例图示（图 7-6-1 ~ 7-6-12）：

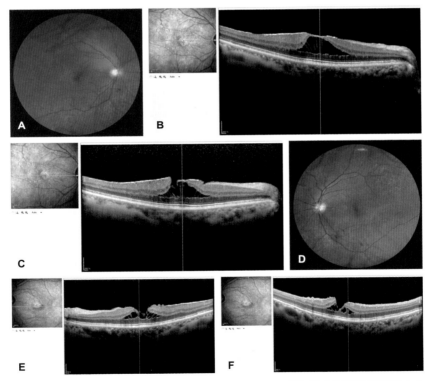

图 7-6-1　患者，女，71 岁，双眼黄斑劈裂。A、D. 彩色眼底照相显示黄斑中心凹反光消失。B、C、E、F. OCT 显示双眼视网膜前膜形成，黄斑区视网膜从外丛状层与外核层交界处劈裂，其间可见条带状连接，中心凹消失

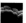

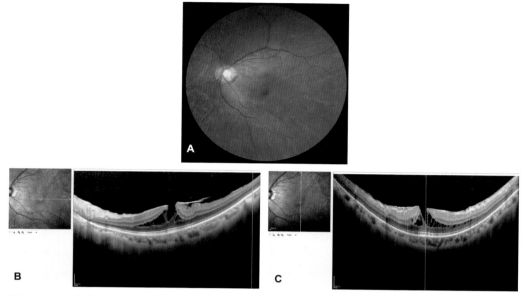

图 7-6-2　患者，女，62 岁，左眼黄斑劈裂。A. 彩色眼底照相显示黄斑中心凹反光消失。B、C. OCT 显示左眼视网膜前膜形成，黄斑区视网膜从外丛状层与外核层交界处劈裂，其间可见条带状连接，中心凹消失

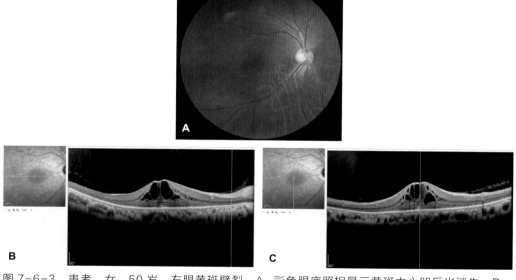

图 7-6-3　患者，女，50 岁，右眼黄斑劈裂。A. 彩色眼底照相显示黄斑中心凹反光消失。B、C. OCT 显示右眼黄斑区视网膜从外丛状层与外核层交界处劈裂，其间可见条带状连接，黄斑区高度隆起，中心凹消失

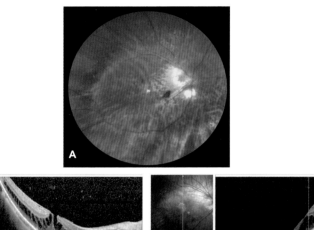

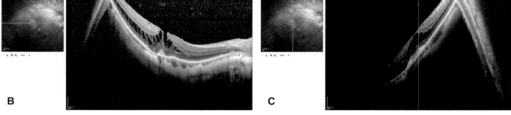

图 7-6-4　患者，男，61 岁，右眼黄斑劈裂。A. 眼底呈豹纹状，视盘颞侧及下方可见脉络膜萎缩，黄斑中心凹反光不可见。B、C. OCT 显示右眼呈高度近视的眼底改变，视网膜前膜形成，黄斑区视网膜从外丛状层与外核层交界处劈裂，其间可见条带状连接，黄斑中心凹消失

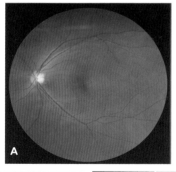

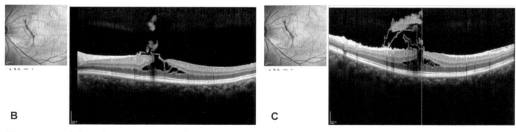

图 7-6-5　患者，女，57 岁，左眼黄斑劈裂。A. 黄斑区呈放射状条纹样改变，中心凹反光不可见。B、C. OCT 显示左眼视网膜少量前膜形成，黄斑区视网膜从外丛状层与外核层交界处劈裂，其间可见条带状连接，黄斑区视网膜前玻璃体内可见不规则团块样物质通过丝带样物质与视网膜相连，黄斑中心凹消失

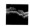

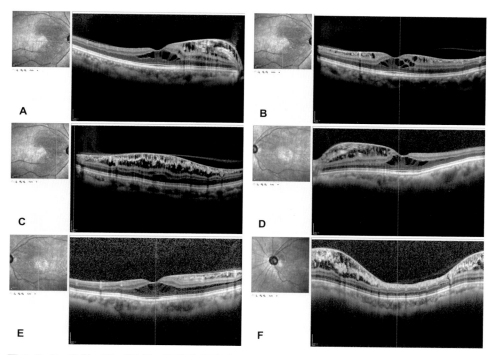

图 7-6-6 患者，男，65 岁，双眼黄斑劈裂。A ~ F. OCT 显示双眼黄斑区视网膜从外丛状层与外核层交界处劈裂，其间可见条带状连接，黄斑中心凹变浅，同时伴随神经纤维层和神经节细胞层广泛劈裂

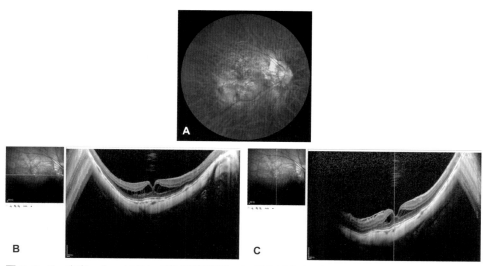

图 7-6-7 患者，女，45 岁，右眼黄斑劈裂。A. 图示呈高度近视眼底改变，视网膜呈豹纹状，视盘颞侧可见脉络膜萎缩，黄斑区脉络膜萎缩。B、C. OCT 显示右眼呈高度近视的眼底改变，视网膜前膜形成，黄斑区视网膜从外丛状层与外核层交界处劈裂，其间可见条带状连接，黄斑中心凹形态改变

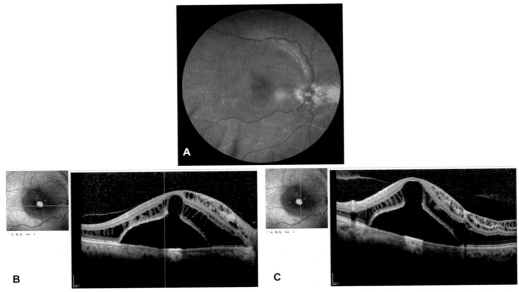

图 7-6-8　患者，女，65 岁，右眼黄斑劈裂。A. 图示黄斑区视网膜盘状脱离，中心凹反光消失，中央静脉迂曲扩张。B、C. OCT 显示右眼黄斑区视网膜外核层劈裂，其间可见条带状连接，同时伴随神经纤维层和神经节细胞层劈裂，黄斑区视网膜神经上皮层脱离、隆起，中心凹消失

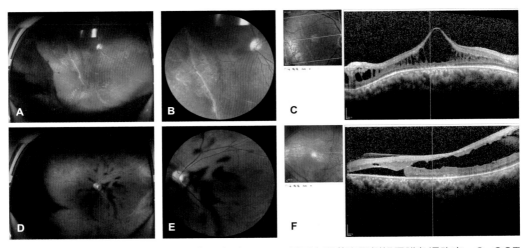

图 7-6-9　患者，男，33 岁，双眼黄斑劈裂。A、B. 图示右眼黄斑颞侧视网膜色泽改变。C. OCT 显示右眼黄斑区视网膜外核层广泛劈裂，黄斑区呈囊样隆起，其间可见条带状连接，中心凹消失。D、E. 左眼屈光间质混浊，黄斑中心凹反光消失。F. 左眼后极部视网膜外核层广泛分离，部分呈交叉错位对合，未见黄斑中心凹

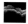

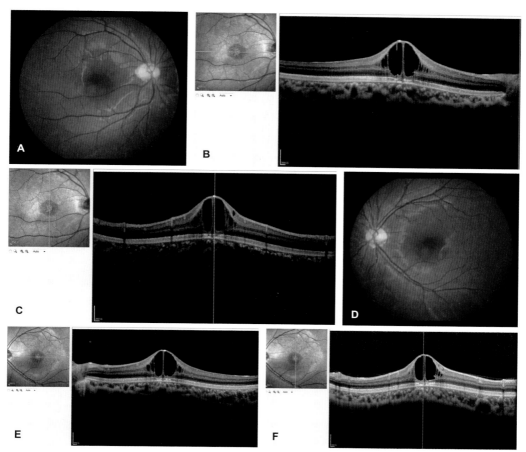

图7-6-10　患者，男，16岁，双眼先天性黄斑劈裂。A、D. 图示右眼和左眼黄斑中心凹反光消失。B、C、E、F. OCT 显示双眼黄斑区视网膜从内核层至外核层处劈裂，外丛状层联系中断，黄斑区呈囊样隆起，中心凹消失

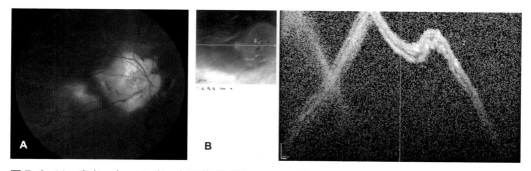

图7-6-11　患者，女，73岁，左眼黄斑劈裂。A、D. 图示双眼呈高度近视眼底改变，视盘颞侧脉络膜萎缩。B、C. 右眼视网膜神经上皮层广泛脱离。E、F. OCT 显示左眼呈高度近视的眼底改变，黄斑区视网膜从外核层处广泛劈裂，其间可见条带状连接，部分色素上皮层缺失、不连续，黄斑中心凹处未见劈裂，中心凹形态改变

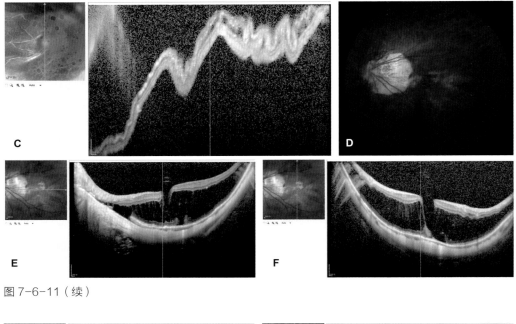

C　　　　　　　　　　　　　　　　　　　　　　D

E　　　　　　　　　　　　　　　　　　　　　　F

图 7-6-11（续）

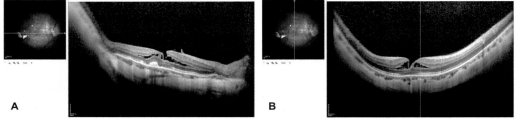

A　　　　　　　　　　　　　　　　　　　　　　B

图 7-6-12　患者，男，44 岁，右眼黄斑劈裂。A、B. OCT 显示右眼呈高度近视的眼底改变，黄斑区视网膜从外丛状层劈裂，其间可见条带状连接，色素上皮层局部呈实性隆起，黄斑中心凹形态改变

第七节　老年性黄斑变性

老年性黄斑变性，又称年龄相关性黄斑变性（age-related macular degeneration，AMD），为黄斑区结构的退行性改变，是与年龄相关的重要致盲眼病之一。本病的主要发病机制是视网膜色素上皮细胞对光感受器外节盘膜的吞噬消化能力下降，未被消化的盘膜残余小体潴留于基底部细胞质中，并排至细胞外，沉积于玻璃膜，形成玻璃膜疣（drusen），并由此继发多种病理改变。老年性黄斑变性分为萎缩型老年性黄斑变性和渗出型老年性黄斑变性。

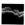

一、萎缩型老年性黄斑变性

概述：萎缩型老年性黄斑变性又称干性或非渗出性老年性黄斑变性。特点是进行性色素上皮萎缩，导致感光细胞凋亡和变性，从而导致中心视力下降。当仅有玻璃膜疣和色素上皮改变时，患者可保持较好的视力。患者年龄多为 45 岁以上，双眼同时发病，视力下降缓慢。萎缩型老年性黄斑变性可发展为渗出型老年性黄斑变性，此时视力下降加快。

OCT 图像特征：主要表现位于上、下血管弓内，特别是黄斑区。视网膜神经上皮层和色素上皮层的变化因病情进展程度而不同。发病早期，玻璃膜疣表现为色素上皮层 / 脉络膜毛细血管层出现数个或多个大小不等的半弧形隆起，其下为均匀的弱反射区，色素上皮层厚度可无变化；中晚期视网膜脉络膜萎缩灶表现为萎缩区表层的视网膜变薄，深层脉络膜反射增强。

病例图示（图 7-7-1 ~ 7-7-12）：

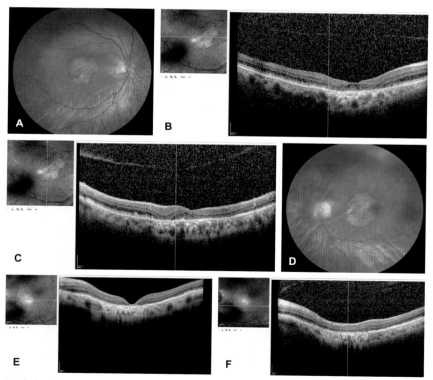

图 7-7-1　患者，男，83 岁，双眼 AMD。A、D. 黄斑区视网膜地图样萎缩，边界清晰。B、C、E、F. OCT 显示双眼后极部外层视网膜多灶性小隆起，视网膜外核层至色素上皮层广泛萎缩、变薄，黄斑区萎缩显著，左眼黄斑中心凹视网膜显著萎缩、变薄

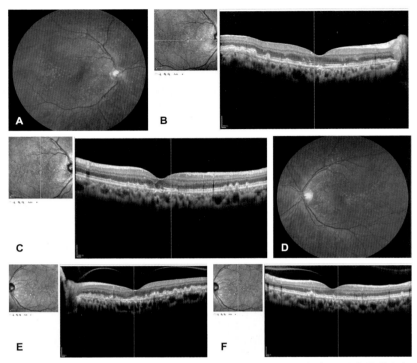

图 7-7-2　患者，男，67 岁，双眼 AMD。A、D. 双眼后极部可见大量黄白色斑点，分布不均匀。B、C、E、F. OCT 显示双眼后极部外层视网膜密集分布的大量大小不等的隆起灶，视网膜内外感光层不连续，外核层不均匀变薄

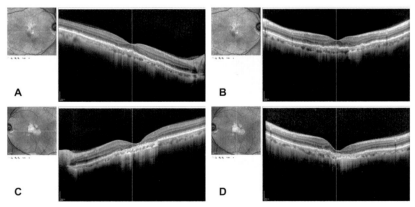

图 7-7-3　患者，女，78 岁，双眼 AMD。A、B. OCT 显示右眼后极部外层视网膜多灶性小隆起，黄斑区视网膜色素上皮层隆起明显，椭圆体带不连续，外核层不均匀萎缩变薄。C、D. 左眼黄斑区视网膜外界膜至色素上皮层几乎消失，周围残余的色素上皮层不平整，黄斑区视网膜明显萎缩变薄

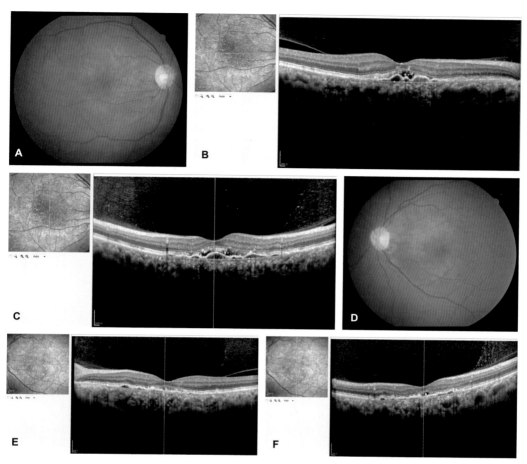

图 7-7-4 患者，女，76 岁，双眼 AMD。A、D. 双眼黄斑区色素紊乱，中心凹光反射不明显。B、C. OCT 显示右眼黄斑区视网膜椭圆体带和外节段不能分辨，代之以零星的斑点状强反射，色素上皮层与玻璃膜分离，呈波浪状，其间呈无反射或低反射，黄斑区视网膜萎缩变薄。E、F. 左眼黄斑区视网膜椭圆体带和外节段不能分辨，代之以零星的斑点状强反射，色素上皮层与玻璃膜分离，其间呈无反射或低反射，黄斑区视网膜萎缩变薄

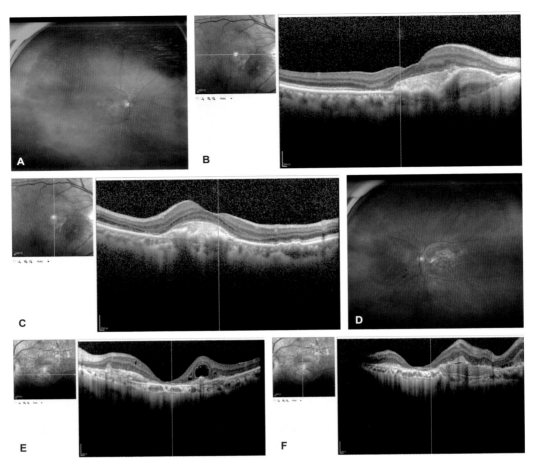

图7-7-5 患者，男，83岁，双眼AMD。A. 右眼屈光间质混浊，黄斑区色素紊乱，可见淡黄色团块病灶。B、C. 右眼OCT显示黄斑区视网膜神经上皮层下致密的强反射信号，感光层结构不清，色素上皮层不规则隆起，其下可见中等反射信号。D. 左眼彩色眼底照相显示黄斑区色素紊乱，呈金箔样反光。E、F. 左眼OCT显示外层视网膜被致密的强反射信号代替，色素上皮层萎缩、不连续，黄斑区视网膜显著萎缩变薄，颞侧呈囊样改变

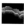

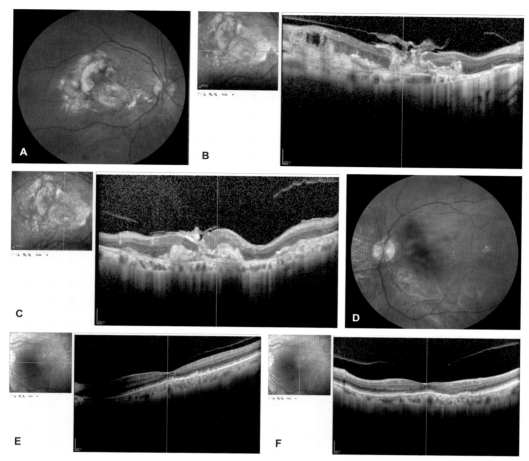

图7-7-6 患者，男，84岁，双眼AMD。A. 右眼黄斑区色素紊乱，可见黄白色不规则斑块样病变。B、C. OCT显示右眼黄斑区视网膜全层及其周围视网膜外核层以外视网膜的层次已不能分辨，代之以强反射信号物堆积。D. 左眼屈光间质混浊，黄斑区可见黄白色斑点状病灶。E、F. 左眼后极部外层视网膜可见多灶性小隆起，光感受器内、外节段不连续，外核层广泛变薄

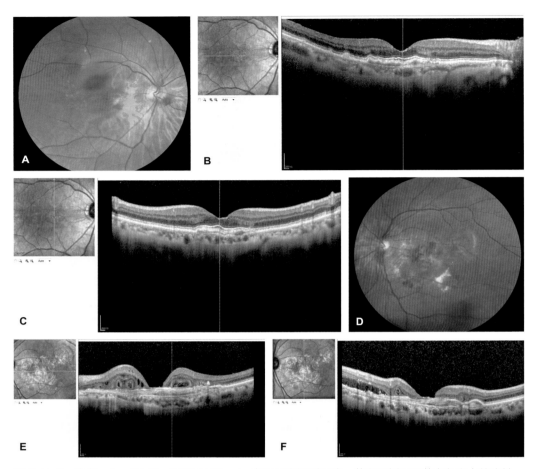

图 7-7-7　患者，女，84 岁，双眼 AMD。A. 右眼屈光间质混浊，黄斑颞侧可见黄白色斑点状病灶。
B、C. OCT 显示右眼黄斑区视网膜色素上皮层呈波浪形隆起，其下可见中低反射信号。D. 左眼黄斑区
色素紊乱，可见杂散的出血灶和渗出，中心凹反光消失。E、F. 左眼黄斑区视网膜色素上皮层下可见实
性增厚，色素上皮层不连续；黄斑周围视网膜水肿，其间可见硬性渗出斑；视网膜局部脱离，黄斑区视
网膜显著萎缩

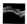

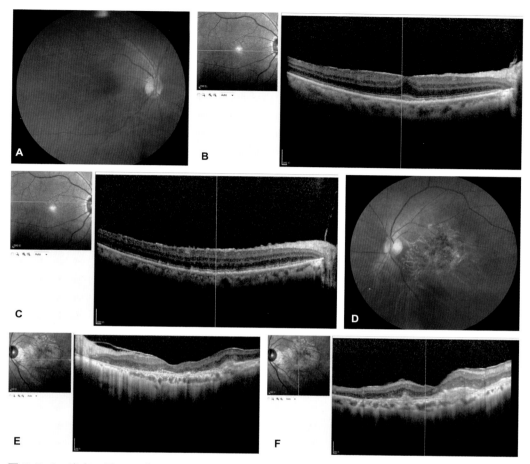

图 7-7-8　患者，男，79 岁，双眼 AMD。A. 右眼黄斑中心凹反光消失。B、C. OCT 显示右眼视网膜前膜形成，黄斑中心凹变浅，黄斑区及其周围的视网膜色素上皮层可见多灶性小隆起。D. 左眼黄斑区色素紊乱，中心凹反光消失。E、F. 左眼视网膜前膜形成，外核层至外节段视网膜广泛不均匀萎缩，视网膜下可见实性增厚

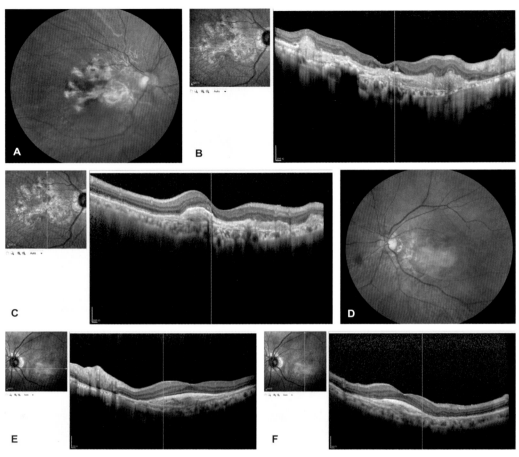

图 7-7-9　患者，女，82 岁，双眼 AMD。A. 右眼黄斑区色素紊乱，中心凹反光消失。B、C. OCT 显示右眼黄斑区视网膜下不规则实性强反射，外核层至色素上皮层几乎消失，黄斑区视网膜显著萎缩。D. 左眼黄斑区色素紊乱，可见灰黄色团块状病灶，黄斑中心凹反光消失。E、F. 左眼外核层至色素上皮层显著萎缩，黄斑区视网膜光感受器内、外节段消失，代之以厚膜状强反射信号

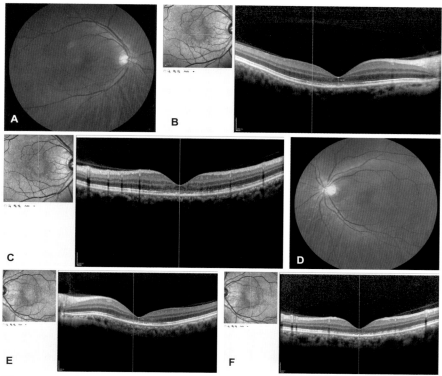

图 7-7-10　患者，男，73 岁，双眼 AMD。A、D. 双眼黄斑区可见黄白色大小不等的斑点。B、C、E、F. OCT 显示双眼黄斑区视网膜光感受器内、外节段不连续且不平整，黄斑中心凹视网膜较薄

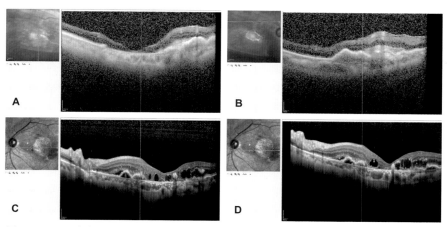

图 7-7-11　患者，女，81 岁，双眼 AMD。A、B. OCT 显示右眼屈光间质混浊，黄斑区视网膜显著萎缩变薄，黄斑区色素上皮层消失，周围视网膜色素上皮层呈不规则实性隆起。C、D. 左眼黄斑区视网膜水肿，可见硬性渗出斑，黄斑区视网膜光感受器内、外节段和色素上皮层消失，周围色素上皮层局部隆起

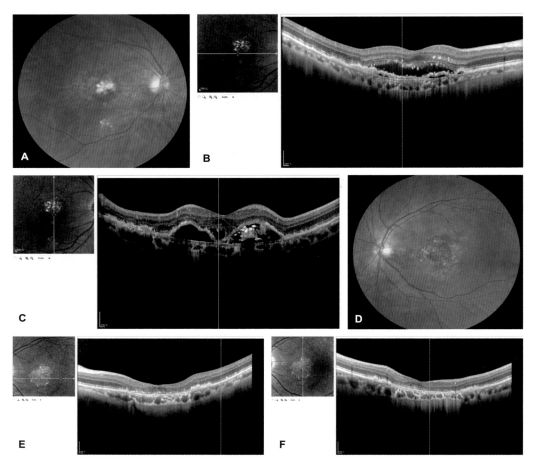

图 7-7-12　患者，男，78 岁，双眼 AMD。A. 右眼黄斑区色素紊乱，可见黄白色块状病灶，中心凹反光消失。B、C. OCT 显示右眼黄斑区视网膜神经上皮层浆液性脱离，椭圆体带和外节段模糊不清，色素上皮层与玻璃膜间断性分离，呈浆液性或渗出性隆起，可见双层征，同时可见硬性渗出样斑点。D. 左眼黄斑区色素紊乱，中心凹反光消失。E、F. 左眼黄斑区视网膜从外界膜至色素上皮层结构消失，玻璃膜线状反射信号清晰可见，黄斑区视网膜色素上皮层萎缩，或可见散在的小隆起

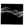

二、渗出型老年性黄斑变性

概述：渗出型老年性黄斑变性又称湿性或新生血管性老年性黄斑变性。本型的特点是视网膜下或脉络膜新生血管膜形成（subretinal neovascular membrane，SRNVM 或 CNV）。SRNVM 是指新生血管生长在视网膜下，可能位于视网膜神经上皮层和色素上皮（RPE）层之间，或位于 RPE 层与脉络膜之间。临床表现为孤立性脉络膜新生血管，浆液性和（或）出血性视网膜神经上皮层或色素上皮层脱离，视网膜的硬性渗出，视网膜神经上皮层水肿，视网膜神经上皮层下或色素上皮层下的纤维血管增殖，视网膜萎缩，盘状瘢痕形成。患者的年龄多在 45 岁以上，双眼可先后发病，视力下降明显，可伴随视物变形。

OCT 图像特征：可清晰显示 CNV 的位置及由新生血管引起的其他改变。①典型的 CNV 膜和积液：OCT 可表现为 RPE 层脉络膜毛细血管层增厚或断裂，视网膜下或视网膜内积液（此时可对积液及新生血管膜进行定量分析）。②隐匿性 CNV：RPE 层局限性隆起，有色素上皮脱离（pigment epithelial detachment，PED）形成（可表现为浆液性、出血性、纤维血管性 PED 等）。③脉络膜视网膜瘢痕形成，反射增强，相应部位的视网膜萎缩变薄，常有囊性改变。

病例图示（图 7-7-13 ~ 7-7-24）：

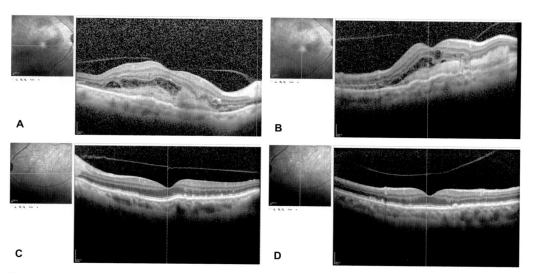

图 7-7-13　患者，女，90 岁，双眼 AMD。A、B. OCT 显示右眼黄斑区视网膜椭圆体带至色素上皮层水肿，呈囊样改变，其中可见厚膜状中等反射物积存，周围可见硬性渗出斑；色素上皮层局部与玻璃膜分离、隆起。C、D. 左眼后极部视网膜色素上皮层可见多灶性小隆起，光感受器内、外节段不连续

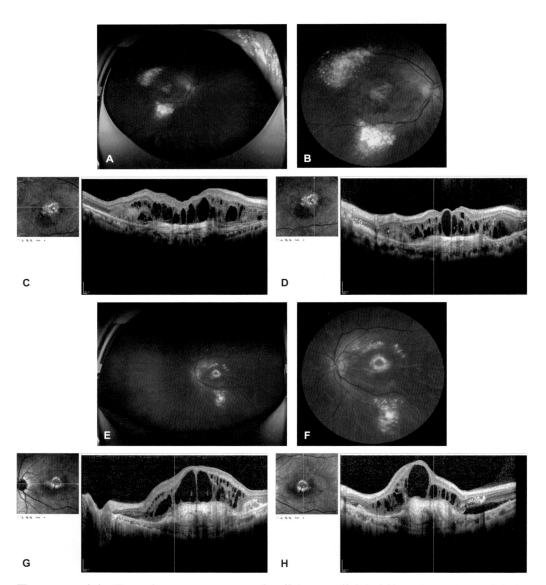

图7-7-14 患者，男，73岁，双眼AMD。A、B. 右眼黄斑区可见黄白色病灶，颞上和下方可见渗出灶。C、D、G、H. OCT 显示双眼黄斑区视网膜内丛状层至外核层水肿，呈囊样改变，下方可见厚膜状强反射物积存，周围可见硬性渗出斑，外界膜至色素上皮层结构已不能分辨。E、F. 左眼黄斑区可见黄白色轮状病灶，上方和下方可见渗出灶

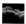

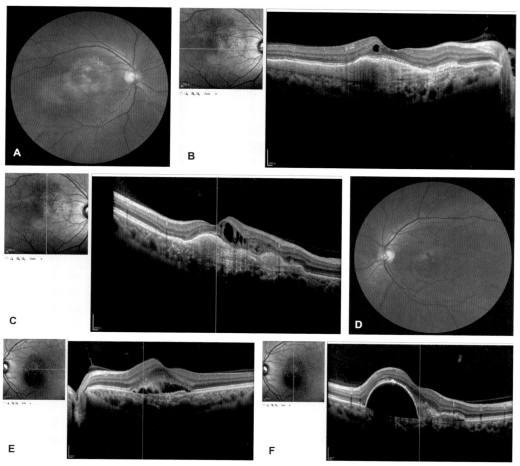

图 7-7-15　患者，男，63 岁，双眼 AMD。A. 右眼黄斑区可见盘状色素改变。B、C. OCT 显示右眼黄斑区视网膜色素上皮层与玻璃膜分离，其间可见均匀的中等反射物积存，黄斑区局部呈囊样改变。D. 左眼黄斑区偏下方可见圆形深色病灶。E、F. 左眼黄斑区视网膜色素上皮层与玻璃膜分离、隆起，其中可见浆液性和血性信号，黄斑区神经上皮层脱离

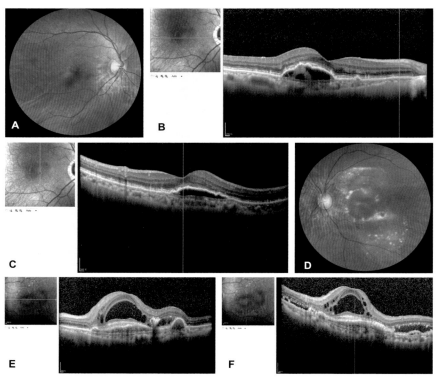

图 7-7-16　患者，女，77 岁，双眼 AMD。A. 右眼黄斑区色素紊乱。B、C. OCT 显示右眼黄斑区视网膜色素上皮层与玻璃膜分离，其中可见浆液性信号，周围外层视网膜可见多灶性小隆起。D. 左眼黄斑区色素紊乱，周围可见渗出灶。E、F. 左眼黄斑区视网膜外核层以外结构不能分辨，外层视网膜组织呈现囊样改变、增生、增厚、反射增强，色素上皮层与玻璃膜分离，其下可见不明产物积聚，色素上皮层局部隆起，伴随神经上皮层脱离

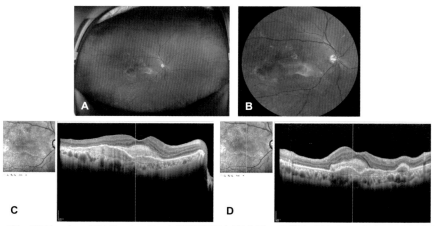

图 7-7-17　患者，女，68 岁。A、B. 右眼黄斑区色素紊乱，局部色泽加深，中心凹反光消失。C、D. OCT 显示右眼黄斑区椭圆体带与色素上皮层间密集的细点状强反射信号，色素上皮层与玻璃膜出现程度不等的分离，其下可见密集的细点状低反射信号

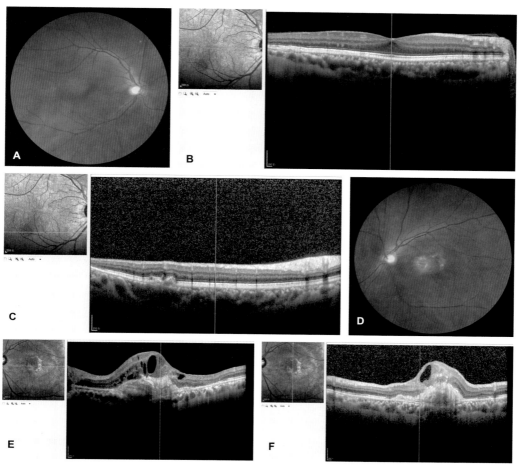

图 7-7-18　患者，男，71 岁，左眼 AMD。A. 右眼黄斑颞下方色素紊乱，局部变浅。B、C、E、F. OCT 显示右眼黄斑颞下方视网膜色素上皮层和光感受器内、外节段不规则隆起；左眼黄斑区视网膜水肿，外界膜至色素上皮层结构不能分辨，相当于色素上皮层与玻璃膜水平之间呈中强反射的实性隆起信号团，可见硬性渗出斑。D. 左眼黄斑区可见灰黄色病灶，黄斑中心凹反光消失

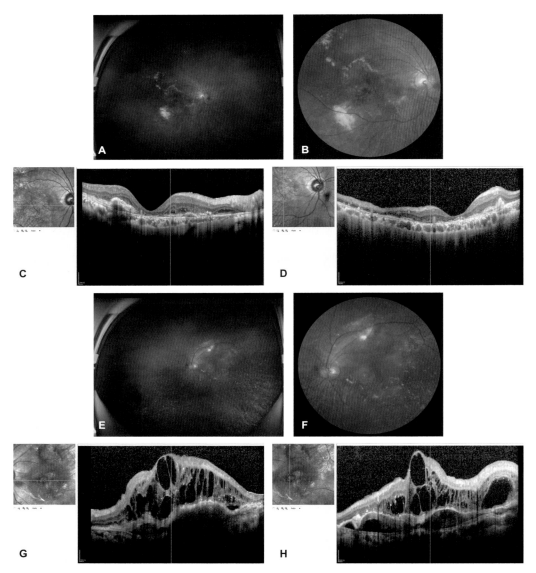

图 7-7-19　患者，男，76 岁，双眼 AMD。A、B. 右眼黄斑区及其颞下方色泽加深，小部分呈黄白色改变，中心凹反光消失。C、D. OCT 显示右眼黄斑区外核层以外结构几乎全部消失，周边部视网膜外核层也不同程度萎缩，色素上皮层呈不规则实性隆起。E、F. 左眼黄斑区色素紊乱，局部呈黄白色改变，中心凹反光消失。G、H. 左眼黄斑区视网膜内核层至外核层广泛水肿，外核层以外结构几乎不能分辨，可见朦胧的色素上皮层隆起，其下可见低反射信号，玻璃膜及脉络膜组织反射被遮挡

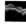

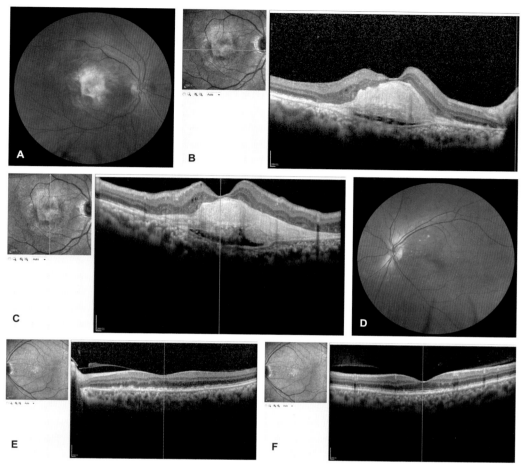

图 7-7-20　患者，男，75 岁，双眼 AMD。A. 右眼黄斑区色素紊乱，中央呈黄白色隆起病灶，周围色泽加深，中心凹反光消失。B、C. OCT 显示右眼黄斑区视网膜显著萎缩、变薄，相当于椭圆体带至玻璃膜之间可见强反射实性隆起信号，实性隆起与玻璃膜之间可见低反射间隙，色素上皮层已不能分辨。D. 左眼黄斑区周围可见黄白色斑点，大小不等。E、F. 左眼黄斑区视网膜色素上皮层可见多灶性小隆起

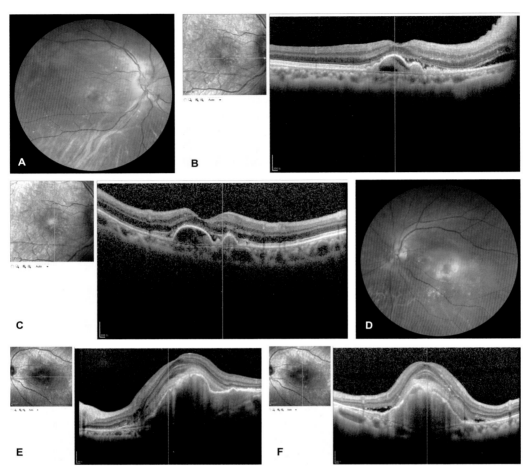

图 7-7-21 患者，女，70 岁，双眼 AMD。A. 右眼黄斑区色素紊乱，中心凹反光消失。B、C. OCT 显示右眼视盘水肿，周围神经上皮层浆液性脱离，黄斑区神经上皮层局部浆液性脱离，色素上皮层隆起，其下可见中等或低反射信号。D. 左眼黄斑区色素紊乱，中央呈黄白色改变，中心凹反光消失。E、F. 左眼黄斑区椭圆体带至色素上皮层结构已不能分辨，代之以均匀一致的密集的中等反射信号堆积，色素上皮层与玻璃膜分离且高度隆起，其下可见逐渐衰减的中等反射信号，提示出血

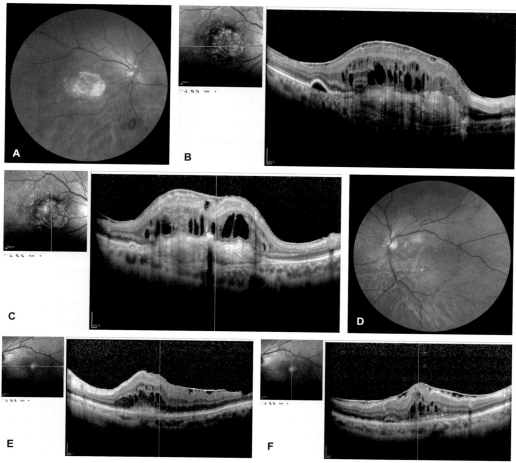

图 7-7-22 患者，男，81 岁，双眼 AMD。A. 右眼黄斑区呈黄白色色素紊乱，周围色泽加深，中心凹反光消失。B、C. OCT 显示右眼黄斑区外核层水肿，外界膜至色素上皮层结构已不能分辨，色素上皮层与玻璃膜之间可见实性强反射信号隆起，色素上皮层局部呈浆液性隆起。D. 左眼黄斑区色素紊乱，中心凹反光消失，小血管迂曲。E、F. 左眼视网膜前膜形成，视网膜内核层和外核层水肿，外界膜至色素上皮层结构不清晰，可见硬性渗出斑

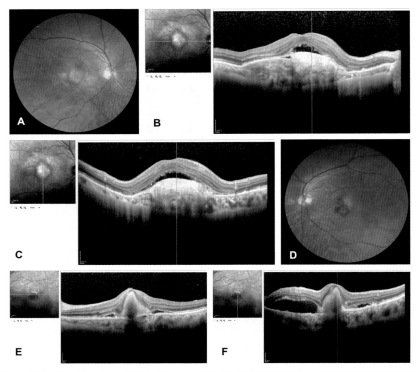

图 7-7-23　患者，男，84 岁，双眼 AMD。A. 右眼黄斑区色素紊乱，可见灰黄色圆形病灶，中心凹反光消失。B、C. OCT 显示右眼黄斑区椭圆体带与外界膜分离，其间呈无反射区，椭圆体带与色素上皮层间可见强反射信号团，色素上皮层与玻璃膜之间可见中等反射信号。D. 左眼黄斑区色素紊乱，可见出血，中心凹反光消失。E、F. 左眼黄斑区视网膜外核层变薄，外界膜至色素上皮层结构已不能分辨，代之以逐渐衰减的中等反射信号，提示有出血；周围神经上皮层脱离，色素上皮层不平整且局部脱离

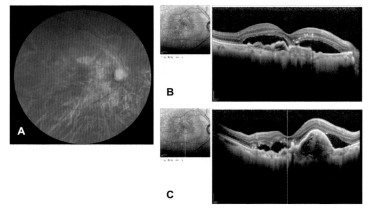

图 7-7-24　患者，男，83 岁，右眼 AMD。A. 右眼黄斑区色素紊乱，中心凹反光消失。B、C. OCT显示右眼黄斑区神经上皮层浆液性脱离，中心凹附近局部神经上皮层与色素上皮层还有联系，色素上皮层与玻璃膜不规则分离，局部高度隆起，其下可见逐渐衰减的中等反射信号或低反射信号

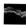

第八节 息肉样脉络膜血管病变

概述：息肉样脉络膜血管病变（polypoidal choroidal vasculopathy，PCV）不同于老年性黄斑变性，也有文献称息肉样脉络膜血管病变是老年性黄斑变性的亚型，两者有一些共同点，有时可以共存。息肉样脉络膜血管病变的主要特征：异常分支状脉络膜血管网及血管网末梢的息肉状扩张灶，或散在的息肉样脉络膜血管扩张灶，常常并发视网膜神经上皮和色素上皮的出血性和（或）浆液性脱离。

OCT 图像特征：①色素上皮层浆液性和（或）出血性高度隆起，伴或不伴神经上皮层浆液性和（或）出血性脱离；②色素上皮层指状隆起，色素上皮层与玻璃膜分离形成"双层征"；③脉络膜的异常分支血管网（BVN）位于玻璃膜和视网膜色素上皮层之间，频域 OCT 检查可以更清晰地显示玻璃膜下的异常脉络膜血管网。需要说明的是，不能根据 OCT 表现诊断 PCV，需结合临床和脉络膜血管造影来确诊。

病例图示（图 7-8-1 ~ 7-8-16）：

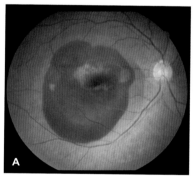

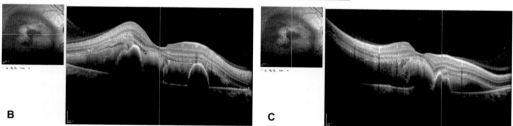

图 7-8-1 患者，男，59 岁。A. 右眼黄斑区视网膜下大片出血，颜色呈暗红色，中心凹反光消失。B、C. OCT 显示右眼黄斑区视网膜神经上皮层与色素上皮层分离，神经上皮层下可见密集的细点状中低反射，多处色素上皮层呈指状隆起，其下可见中低反射

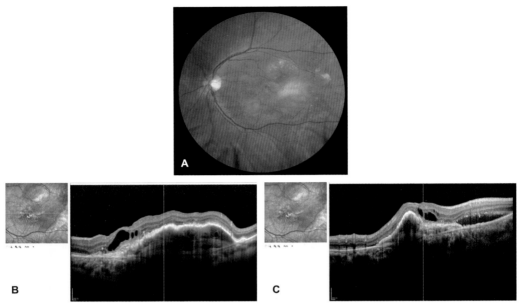

图 7-8-2　患者，男，74 岁。A. 左眼黄斑区色素紊乱，深浅不一，中心凹反光消失。B、C. OCT
显示左眼黄斑区视网膜水肿，外核层至色素上皮层组织不能分辨，色素上皮隆起，其下可见低反射信号，
后部组织反射被遮挡，神经上皮层脱离，可见硬性渗出斑

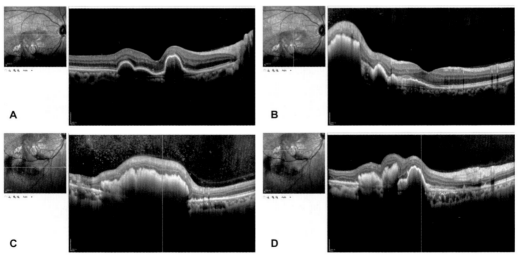

图 7-8-3　患者，女，60 岁。A ~ D. OCT 显示右眼黄斑区及其下方视网膜色素上皮层呈多发性指
状隆起，与玻璃膜分离，色素上皮层下可见低反射信号或中强反射信号逐渐衰减，提示出血

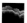

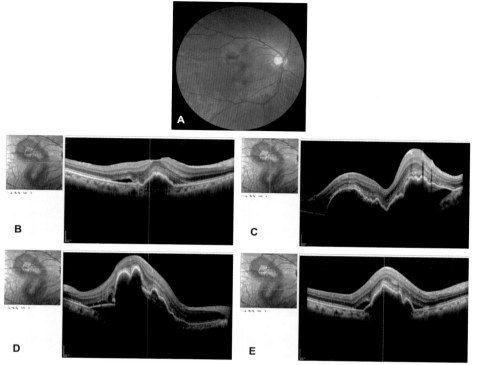

图 7-8-4　患者，男，79 岁。A. 右眼黄斑区周围色泽加深，上方并可见深层出血，中心凹反光消失。B ~ E. OCT 显示右眼黄斑区视网膜色素上皮层高度隆起，与玻璃膜分离，色素上皮层下可见低反射信号，玻璃膜以下组织的反射信号被遮挡，神经上皮层浅脱离

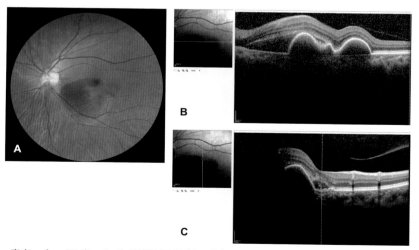

图 7-8-5　患者，女，68 岁。A. 左眼黄斑区及其下方视网膜深层出血，中心凹反光消失。B、C. OCT 显示左眼黄斑区视网膜色素上皮层高度隆起，与玻璃膜分离，色素上皮层下可见低反射信号，玻璃膜以下组织的反射信号被遮挡，神经上皮层脱离

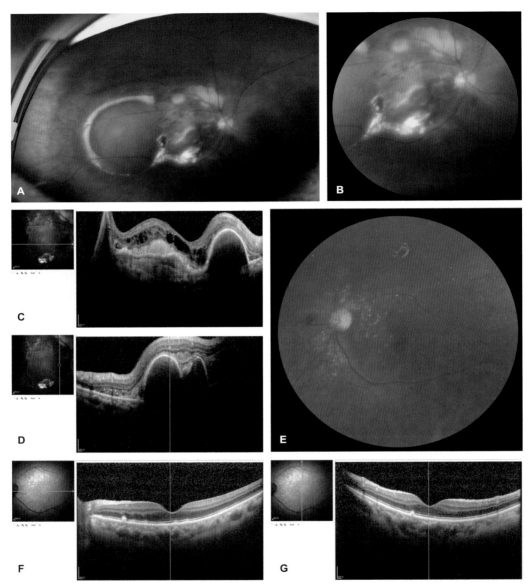

图 7-8-6 患者，男，78 岁。A、B. 右眼黄斑区及其周围色素紊乱，周边呈黄白色，颞侧可见类圆形大片隆起病灶，中心凹反光消失。C、D. OCT 显示右眼黄斑区视网膜外核层广泛水肿，外界膜至色素上皮层结构已不能分辨，代之以密集的点状强反射信号；色素上皮层高度隆起，与玻璃膜分离，其下可见中等反射或低反射信号。E. 左眼黄斑区及视盘周围可见大量黄白色斑点，分布不均匀。F、G. 左眼后极部视网膜色素上皮层可见多灶性小隆起

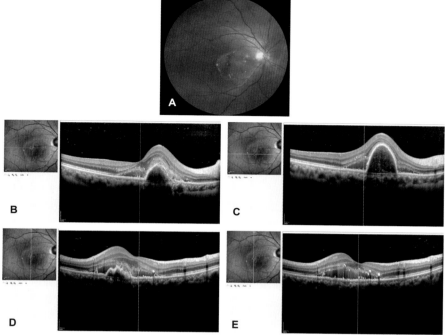

图 7-8-7 患者，男，64 岁。A. 右眼黄斑区可见大量大小不等的黄白色斑点，深层可见出血，中心凹反光消失。B～E. OCT 显示右眼黄斑区视网膜部分外核层不能分辨，代之以密集的点状中等反射信号；色素上皮层局部呈指状隆起，边界不整齐，其下呈低反射；神经上皮层浆液出血性脱离，可见硬性渗出斑

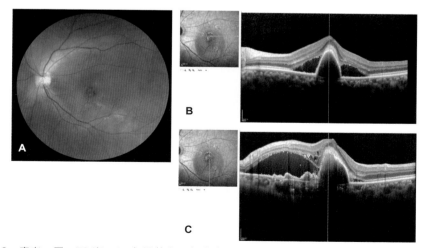

图 7-8-8 患者，男，73 岁。A. 左眼黄斑区色素紊乱，周围可见出血，下方视网膜色泽变浅。B、C. 左眼黄斑区视网膜神经上皮层浆液性脱离，部分外核层萎缩变薄，可见硬性渗出斑，色素上皮层局部呈指状高度隆起，其下可见逐渐衰减的低反射信号，后部玻璃膜及脉络膜组织信号被遮挡

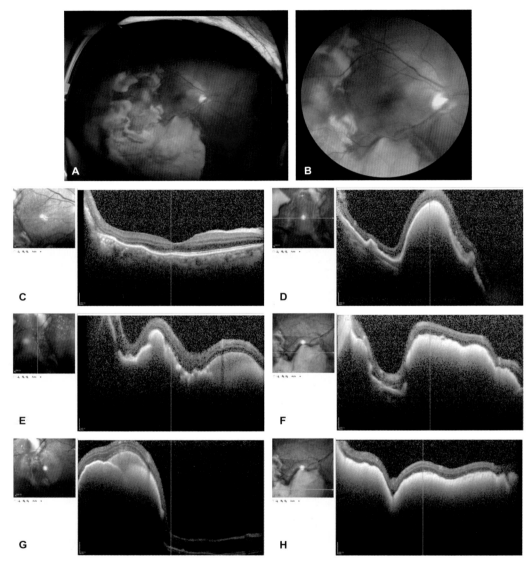

图 7-8-9　患者，女，60 岁。A、B. 右眼颞侧下方呈黄白色或红黄色大片不规则病灶，边界清楚，周边屈光间质混浊，黄斑区未见明显异常。C ~ H. OCT 显示右眼颞侧及下方视网膜色素上皮层高度不规则隆起，其下可见逐渐衰减的强反射信号，下方脉络膜组织的反射信号被遮挡

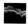

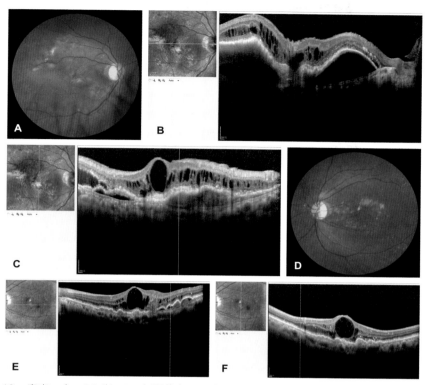

图 7-8-10　患者，女，82 岁。A. 右眼黄斑区及其周围视网膜色素紊乱，中心凹反光消失。B、C. OCT 显示右眼黄斑区内核层和外核层广泛水肿，外丛状层以下结构几乎不能分辨，只能见到朦胧的边界不清晰的色素上皮层隆起，与玻璃膜分离，色素上皮层下可见逐渐衰减的低反射或无反射信号，伴神经上皮层脱离。D. 左眼黄斑区周围可见大量黄白色斑点，大小不等，中心凹反光消失。E、F. 左眼黄斑区内核层和外核层水肿，色素上皮层呈波浪状与玻璃膜分离，其下可见低反射信号，可见硬性渗出斑

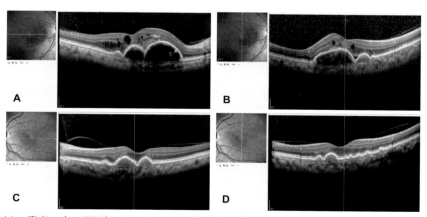

图 7-8-11　患者，女，72 岁。A、B. OCT 显示右眼黄斑区视网膜内核层和外核层水肿，可见硬性渗出斑；色素上皮层多灶性隆起，与玻璃膜分离，色素上皮层下可见低反射或无反射信号。C、D. 左眼黄斑区色素上皮层呈多灶性隆起，其下可见低反射信号

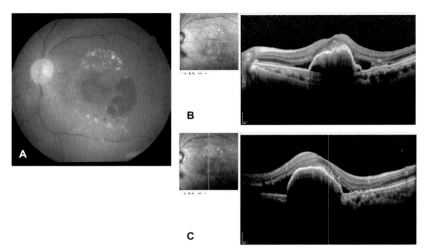

图 7-8-12　患者，女，75 岁。A. 左眼黄斑区及其颞侧视网膜下出血，周围可见硬性渗出。B、C. OCT 显示左眼黄斑区视网膜神经上皮层浆液性脱离，可见硬性渗出斑，黄斑中心外核层呈密集点状强反射，色素上皮层高度隆起，其下可见逐渐衰减的低反射信号，玻璃膜和脉络膜的组织信号被遮挡

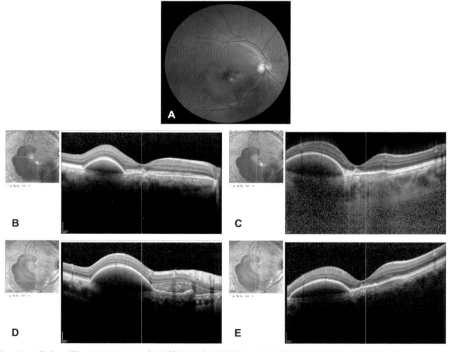

图 7-8-13　患者，男，65 岁。A. 右眼黄斑区色素紊乱，下方视网膜深层出血呈暗红色。B ~ E. OCT 显示右眼黄斑区外核层外侧反射增强，椭圆体带不连续；色素上皮层边界不整齐，与玻璃膜分离，色素上皮层下可见中低反射信号；局部神经上皮层下可见密集的中等反射信号斑点；颞侧视网膜色素上皮层高度隆起，与玻璃膜分离，色素上皮层下可见逐渐衰减的低反射信号

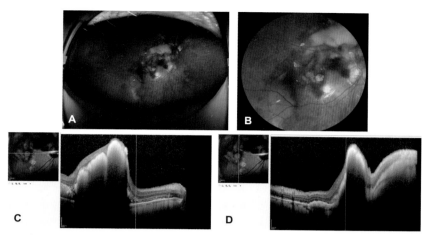

图 7-8-14 患者，女，76 岁。A、B. 右眼黄斑区及视盘周围视网膜下出血深浅不一，形态不规则。C、D. OCT 显示右眼黄斑区及其颞侧视网膜色素上皮层高度不规则隆起，其下可见逐渐衰减的强反射信号，玻璃膜及脉络膜组织信号被遮挡

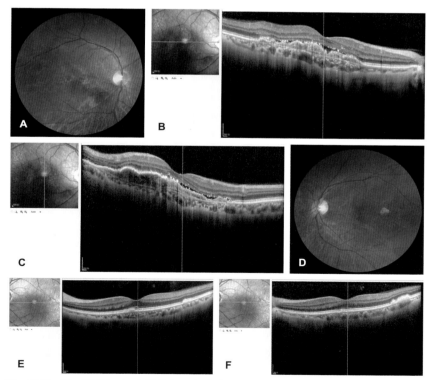

图 7-8-15 患者，男，58 岁。A. 右眼黄斑区色素紊乱，深层可见出血，下方视网膜深层可见出血。B、C. OCT 显示右眼黄斑区神经上皮层与色素上皮层分离，黄斑区椭圆体带和外节段几乎消失，色素上皮层不规则隆起，其下可见中低反射信号。D. 左眼黄斑区未见明显异常，颞侧视网膜可见黄白色病变。E、F. 左眼黄斑区及颞侧视网膜色素上皮层局部隆起

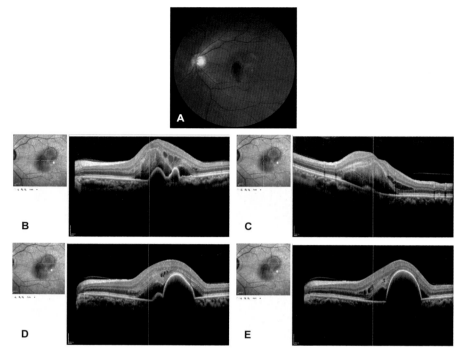

图 7-8-16　患者，男，62 岁。A. 左眼黄斑区深层出血，颜色呈暗红色，中心凹反光消失。B ～ E. OCT 显示左眼黄斑区视网膜外核层水肿，椭圆体带和外节段模糊可辨，椭圆体带和外节段与色素上皮层之间可见密集的细点状中等反射信号，色素上皮层局部高度隆起，与玻璃膜分离，色素上皮层下可见逐渐衰减的低反射信号，下方玻璃膜及脉络膜信号被遮挡

第九节　视网膜血管瘤样增生

概述：视网膜血管瘤样增生（retinal angiomatous proliferation，RAP）是 AMD 的另一种形式，即新生血管源自视网膜，并与 CNV 的生长方向相反，即从视网膜向脉络膜方向发展。RAP 分 3 期。① Ⅰ 期：视网膜内新生血管；② Ⅱ 期：视网膜内的新生血管向下生长，达到视网膜下间隙；③ Ⅲ 期：可见视网膜、脉络膜新生血管吻合。

OCT 图像特征：OCT 检查结果是诊断 RAP 的重要依据，表现为视网膜内局灶性高反射，通常在色素上皮层附近，RAP 周围常无或仅有很低的反射（由于视网膜内水肿）。合并色素上皮层脱离的 RAP 显示为在色素上皮层脱离上方的色素上皮层光带反射性增强。频域 OCT 由于其扫描速度和精度大大提高，可以发现小的视网膜层间的新生血管，以及小的色素上皮层脱离，有助于做出准确诊断和研究 RAP 的发生机制。

病例图示（图 7-9-1）：

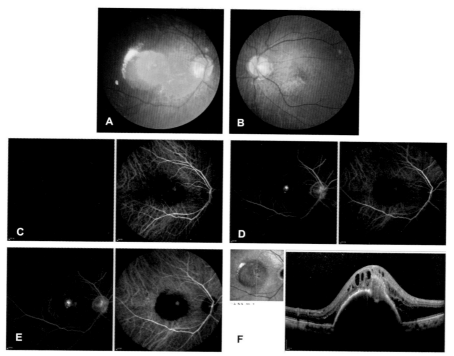

图 7-9-1　患者，男，74 岁。A. 右眼彩色眼底照相显示黄斑上方拱环处有一小圆形浅红色病灶，其周围可见淡黄色浸润病灶，外侧边缘处可见硬性渗出。B. 左眼黄斑区可见大小不等的密集的淡黄色玻璃膜疣。C～E. 荧光素眼底血管造影显示，右眼黄斑区小圆形病灶处荧光逐渐增强，后期荧光素渗漏，周围浸润区呈轻度荧光素积存。脉络膜同步造影显示小圆形病灶处呈强荧光，周围浸润区呈低荧光。F. OCT 显示周围浸润区色素上皮层隆起，反射增强，其下可见逐渐衰减的低反射信号；小圆形病灶呈边界不清的中等反射区，向下突破色素上皮层，与其下的腔隙相通，相应神经上皮层水肿，局部出现浆液性脱离

第十节　中心性浆液性脉络膜视网膜病变

概述：中心性浆液性脉络膜视网膜病变（central serous chorioretinopathy，CSC）最早由 Von Graefe 在 1866 年报道，1927 年 Horniker 将其命名为"中心性血管痉挛性视网膜炎"。直至 1965 年出现了荧光素眼底血管造影技术，才确定了本病是由于视网膜色素上皮层失代偿，屏障功能受损，液体渗漏所致的浆液性视网膜色素上皮层和（或）神经上皮层脱离，故认为其原发病变位于色素上皮层。近年来应用眼底吲哚菁绿血管造影（ICGA）技术进行研究发现，该病有脉络膜毛细血管的异常灌注，故又考虑其原发病变部位在脉络膜毛细血管，色素上皮层和视网膜病变为继发病变。总之，本病是一种常见的、病因和发病机制仍不十分清楚的脉络膜视

网膜病变，多见于 20 ～ 45 岁的青壮年，男性的发病率较女性高 7 倍以上。本病易复发，有自限性倾向，双侧性病例并不少见。本院的病例中有大量 60 岁左右的患者，这是否提示本病呈老龄化趋势有待进一步研究。另外，其他某些疾病的早期表现类似本病，尤其双眼患病时，要与色素膜炎等进行鉴别，必要时做荧光造影检查。

OCT 图像特征：OCT 能定性、定量地检测视网膜神经上皮层及色素上皮层的浆液性脱离，并追踪视网膜下积液的消退过程，为临床病程提供了客观的检测方法。最新的 OCT 技术可以测量脉络膜血管层的厚度，由此可以评估 PDT 治疗前、后的脉络膜厚度改变。需要说明的是，OCT 检查所见不具有特征性，不能确定诊断，临床中有许多疾病都伴随神经上皮层脱离，所以需要结合临床表现和荧光造影检查。

病例图示（图 7-10-1 ～ 7-10-12）：

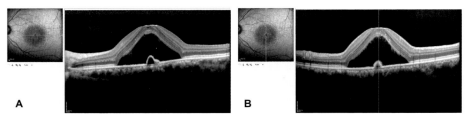

图 7-10-1　患者，男，61 岁。A、B. OCT 显示左眼黄斑区神经上皮层脱离，椭圆体带和外节段模糊可辨，脱离的神经上皮层下隐约可见细点状低反射信号与色素上皮层呈桥状连接，局部色素上皮层与玻璃膜分离、隆起

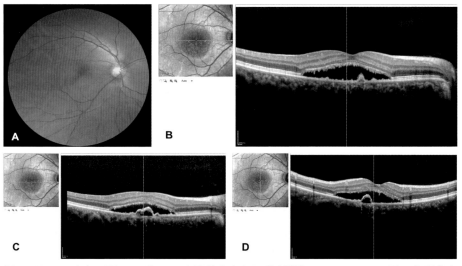

图 7-10-2　患者，男，60 岁。A. 右眼黄斑中心凹反光消失。B ～ D. OCT 显示右眼黄斑区神经上皮层脱离，椭圆体带和外节段模糊可辨，呈毛刷样或钟乳石样外观，相应色素上皮层可见多发性小隆起，局部隆起明显，与玻璃膜分离

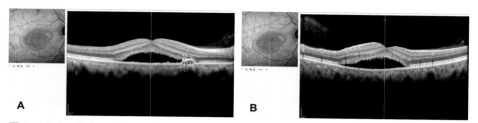

图 7-10-3　患者，男，52 岁。A、B. OCT 显示右眼黄斑区神经上皮层脱离，椭圆体带和外节段模糊可辨，呈毛刷样或钟乳石样外观，相应色素上皮层局部隆起明显，与玻璃膜分离，下方和附近外核层可见斑点状强反射

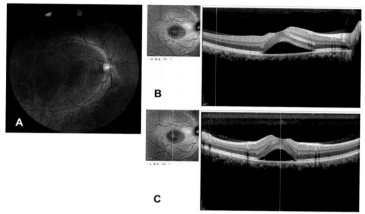

图 7-10-4　患者，男，35 岁。A. 右眼黄斑中心凹反光消失。B、C. OCT 显示右眼黄斑区神经上皮层脱离，椭圆体带和外节段结构尚清楚，相应色素上皮层局部略隆起

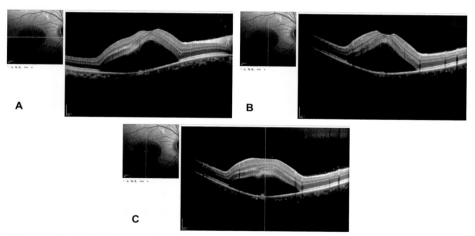

图 7-10-5　患者，男，31 岁。A ~ C. OCT 显示右眼黄斑区神经上皮层脱离，椭圆体带和外节段结构尚清楚，脱离的神经上皮层下隐约可见细点状低反射信号与色素上皮层呈桥状连接，连接处色素上皮层局部略隆起

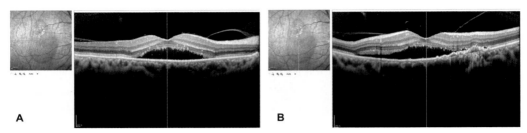

图 7-10-6 患者，男，62岁。A、B. OCT 显示右眼黄斑区神经上皮层脱离，椭圆体带和外节段模糊可辨，呈毛刷样或钟乳石样外观；上方色素上皮层呈簇状隆起，与玻璃膜分离，其下呈低反射信号

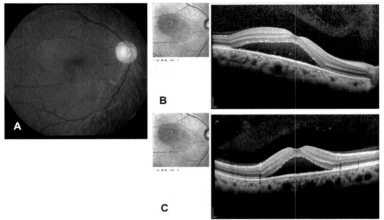

图 7-10-7 患者，男，48 岁。A. 右眼黄斑中心凹反光消失。B、C. OCT 显示右眼黄斑区神经上皮层脱离，椭圆体带和外节段模糊可辨，呈毛刷样或钟乳石样外观

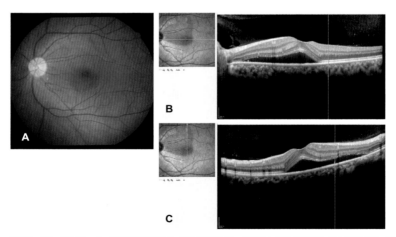

图 7-10-8 患者，男，43岁。A. 左眼黄斑中心凹反光消失，神经上皮层脱离区色泽变淡，边界清楚。B、C. OCT 显示左眼黄斑区及其鼻上方视网膜神经上皮层浆液性脱离，椭圆体带和外节段模糊可辨，呈毛刷样或钟乳石样外观

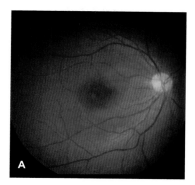

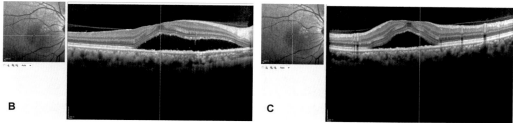

图7-10-9　患者，男，54岁。A. 右眼黄斑中心凹反光消失，鼻上方附近视网膜局部色泽变浅。B、C. OCT显示右眼黄斑区神经上皮层脱离，椭圆体带和外节段模糊可辨，呈毛刷样或钟乳石样外观，色素上皮层不平整

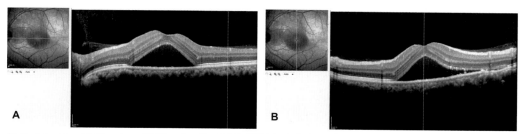

图7-10-10　患者，女，43岁。A、B. OCT显示左眼黄斑区神经上皮层脱离，椭圆体带和外节段模糊可辨，反射减弱，色素上皮层基本平整

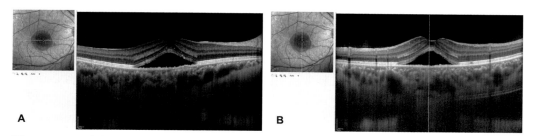

图7-10-11　患者，男，39岁。A、B. OCT显示右眼黄斑区神经上皮层脱离，椭圆体带和外节段模糊可辨，反射减弱，色素上皮层不平整

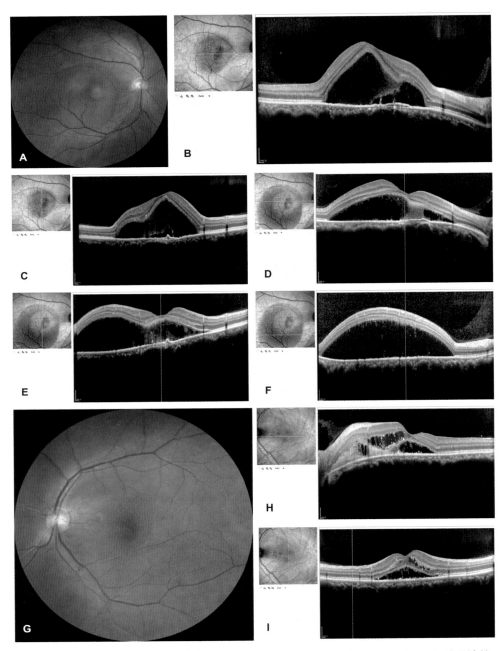

图7-10-12　患者，男，47岁。A. 右眼黄斑中心凹反光消失，神经上皮层脱离区呈圆形，边界清楚。B～F. OCT 显示右眼黄斑区神经上皮层脱离，范围逐渐增大，椭圆体带和外节段结构模糊可辨，脱离的神经上皮层下隐约可见细点状纱膜样低反射信号与色素上皮相连，连接处色素上皮层局部略隆起。G. 左眼黄斑区中心凹反光消失，鼻侧视网膜局部色泽变浅。H、I. 左眼黄斑鼻侧视网膜外核层萎缩，椭圆体带和外节段无法分辨，相应外核层水肿，黄斑区神经上皮层脱离

第十一节　特发性浆液性视网膜色素上皮脱离

概述：视网膜色素上皮（RPE）由一单层排列规则的六边形柱状上皮细胞构成，RPE 细胞含有多种酶和色素，使 RPE 成为维持视网膜神经上皮层代谢并维持其感觉功能的重要组织。通常它与玻璃膜的连接相当紧密，而与神经上皮层的连接则比较疏松，因此，临床上视网膜脱离比较常见，而 RPE 层与玻璃膜的分离，即色素上皮脱离（PED）则比较少见。PED 的确切原因和发病机制尚不十分清楚。临床上有些病变可导致 RPE 与玻璃膜间的连接松弛无力，易于出现 PED；而有一些病例的 PED 找不到任何相关的原因，称为特发性浆液性 PED，多发生于中青年。此种 PED 的病变范围很小，常为 1/4 ~ 1/2 PD，很少超过 1 PD，几乎都位于后极部，单发或多发。如果不累及黄斑中心凹，患者常无自觉症状；一旦波及黄斑中心凹，则有视物变小、变形或中心暗点等症状。

OCT 图像特征：可以清晰显示脱离的色素上皮层呈穹隆状外观，与玻璃膜分离，反射普遍增强，其下为液性无反射区或逐渐衰减的低反射信号。浆液性脱离时，玻璃膜和脉络膜组织信号略衰减；出血性脱离时，玻璃膜和脉络膜组织信号几乎被完全遮挡，对应的神经上皮层组织相应隆起，一般组织结构正常。

病例图示（图 7-11-1 ~ 7-11-6）：

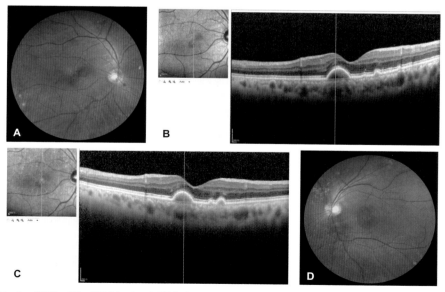

图 7-11-1　患者，男，67 岁。A. 右眼黄斑区可见两处圆形深层出血灶，边界清楚。B、C. OCT 显示右眼黄斑区色素上皮层隆起，其下可见中等反射信号。D. 左眼黄斑区圆形脱离病灶，边界清楚，中心凹反光消失

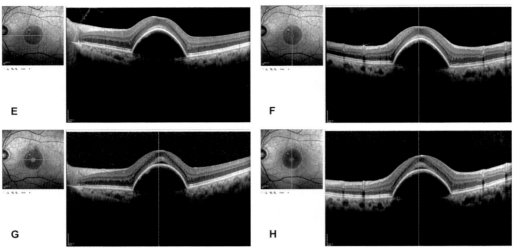

图 7-11-1（续）　E～H. OCT 显示左眼黄斑区色素上皮层反射增强，呈穹顶状隆起，与玻璃膜分离，色素上皮层下无反射信号，相应玻璃膜及脉络膜组织信号略衰减

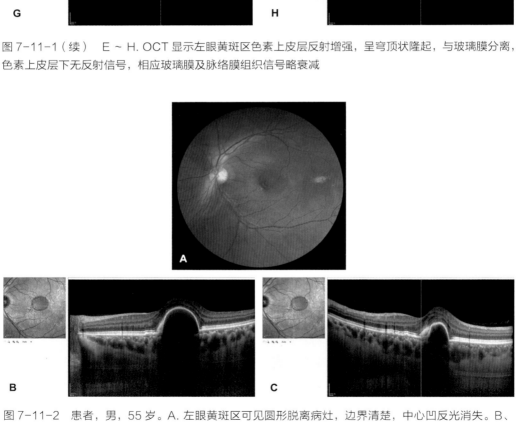

图 7-11-2　患者，男，55 岁。A. 左眼黄斑区可见圆形脱离病灶，边界清楚，中心凹反光消失。B、C. OCT 显示左眼黄斑区偏颞侧色素上皮层反射增强，呈穹顶状隆起，与玻璃膜分离，其下呈逐渐衰减的低反射信号，相应玻璃膜及脉络膜组织信号衰减，色素上皮层局部不平整

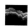

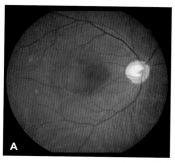

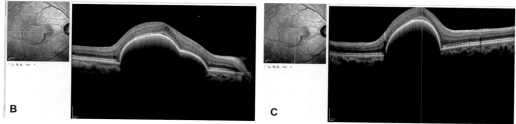

图 7-11-3 患者，女，58 岁。A. 右眼黄斑区偏颞侧圆形脱离病灶，颜色暗红，中心凹反光消失。B、C. OCT 显示右眼黄斑区色素上皮层反射增强，呈穹顶状隆起，与玻璃膜分离，其下呈逐渐衰减的低反射信号，相应玻璃膜及脉络膜组织信号被遮挡

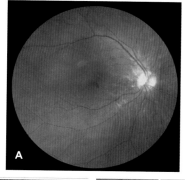

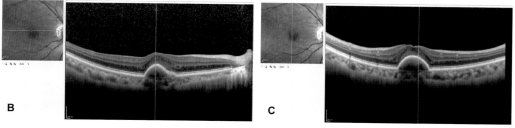

图 7-11-4 患者，女，78 岁。A. 右眼黄斑区中心小圆形病灶，下方视网膜深层似有出血，中心凹反光消失。B、C. OCT 显示右眼黄斑区色素上皮层反射增强，呈穹顶状隆起，与玻璃膜分离，色素上皮层下呈逐渐衰减的低反射信号，相应玻璃膜及脉络膜组织信号被遮挡

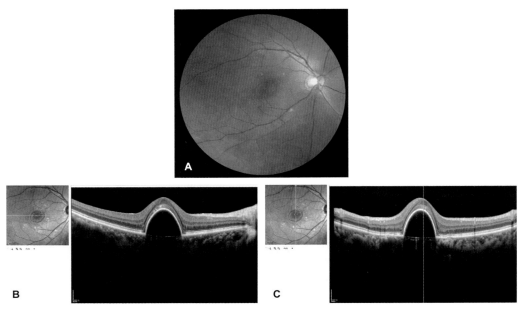

图 7-11-5 患者，男，67 岁。A. 右眼黄斑区可见圆形病灶，中心凹反光消失。B、C. OCT 显示右眼黄斑区色素上皮层反射增强，呈穹顶状隆起，与玻璃膜分离，色素上皮层下无反射信号，玻璃膜及脉络膜组织信号被遮挡

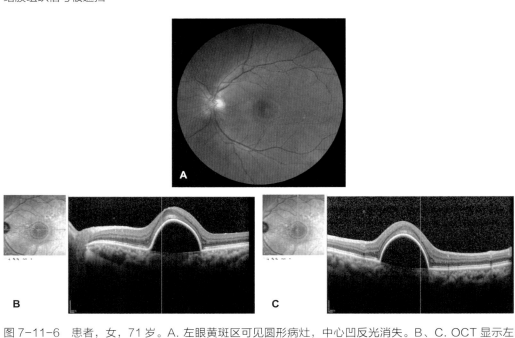

图 7-11-6 患者，女，71 岁。A. 左眼黄斑区可见圆形病灶，中心凹反光消失。B、C. OCT 显示左眼黄斑区色素上皮层反射增强，呈穹顶状隆起，与玻璃膜分离，色素上皮层下无反射信号，玻璃膜及脉络膜组织信号被遮挡

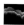

第十二节　视网膜下新生血管膜

概述：视网膜下新生血管膜，是由多种病因所致的脉络膜新生血管芽穿越玻璃膜（Bruch 膜），并在视网膜色素上皮层下和（或）上增殖形成的纤维血管组织，常伴有视网膜的浆液性渗出、出血、水肿，导致中心视力下降，眼前黑影遮挡等。

OCT 图像特征：初期表现为黄斑中心凹或附近视网膜神经上皮层下或色素上皮层下形态不规则的、中等偏强反射信号，边界不清晰，伴邻近视网膜水肿和（或）视网膜下积液、积血，相应色素上皮层局部有时可不连续，经过治疗后，神经上皮层水肿、脱离消退，残留纤维瘢痕隆起病灶，边界变得清楚。

病例图示（图 7-12-1 ~ 7-12-5）：

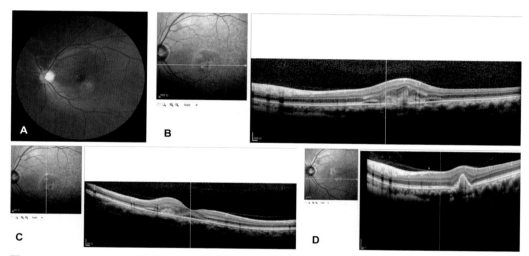

图 7-12-1　患者，男，38 岁。A. 左眼黄斑颞下方附近可见色泽较浅病灶，类圆形。B ~ D. OCT 显示左眼黄斑区视网膜光感受器内、外节段结构不能分辨，其下可见边界不清晰的中等偏强反射信号团，向上呈伪足样延伸；色素上皮层局部不连续，神经上皮层出现浆液性脱离

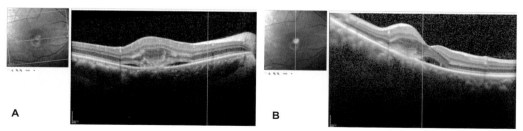

图 7-12-2　患者，男，43 岁。A、B. OCT 显示右眼黄斑区视网膜光感受器内、外节段结构模糊可辨，其下可见边界不清晰的中等偏强反射信号团，向上呈伪足样延伸，黄斑区神经上皮层出现浆液性脱离

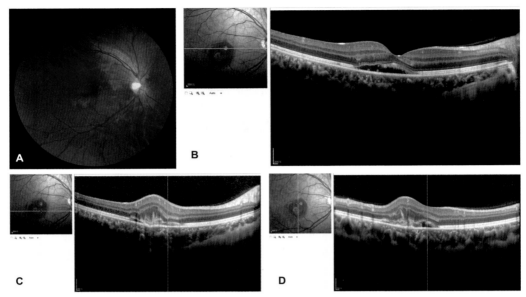

图 7-12-3　患者，男，22 岁。A. 右眼黄斑颞下方附近可见色泽较浅病灶，边界不清。B ~ D. OCT 显示右眼黄斑区视网膜光感受器内、外节段结构已不能分辨，其下可见边界不清晰的强反射信号团，向上呈伪足样延伸；色素上皮层局部不连续，黄斑区神经上皮层出现浆液性脱离

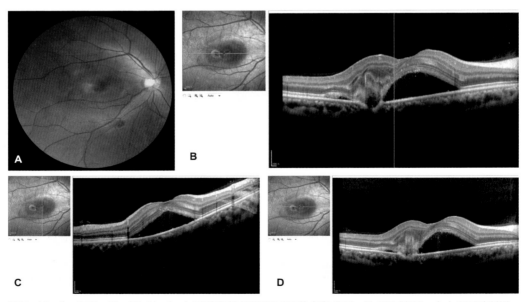

图 7-12-4　患者，男，38 岁。A. 右眼黄斑颞侧附近可见黄白色病灶，边界不清楚，中心凹反光消失。B ~ D. OCT 显示右眼黄斑颞侧视网膜光感受器内、外节段结构已不能分辨，其下可见边界不清晰的中等偏强反射信号团，向上呈伪足样延伸，色素上皮层局部不连续，黄斑区神经上皮层出现浆液性脱离

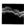

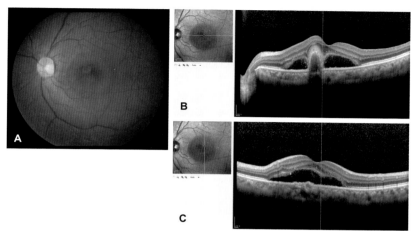

图 7-12-5　患者，女，65岁。A. 左眼黄斑区上方附近可见类圆形淡红黄色病灶，边界清楚，中心凹反光消失。B、C. OCT 显示左眼黄斑区神经上皮层出现浆液性脱离，黄斑鼻侧视网膜色素上皮层高度隆起，其下呈逐渐衰减的强反射信号

第十三节　黄斑假性裂孔

　　概述：黄斑假性裂孔是指黄斑中心凹形态发生改变，组织没有缺损，常见于视网膜前膜形成。

　　OCT 图像特征：OCT 能清晰地观察黄斑假性裂孔的组织结构特征，并精确测量黄斑中心凹厚度，可见黄斑中心凹陡峭，视网膜神经上皮层光带完整。

　　病例图示（图 7-13-1 ～ 7-13-5）：

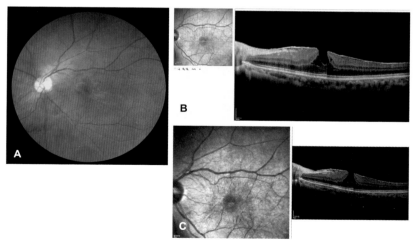

图 7-13-1　患者，女，67岁。A. 左眼彩色眼底照相显示黄斑区金箔样反光，黄斑中心可见深红色类圆形裂孔样外观。B、C. OCT 显示黄斑区视网膜前膜形成，黄斑中心凹形态改变，视网膜轻度劈裂

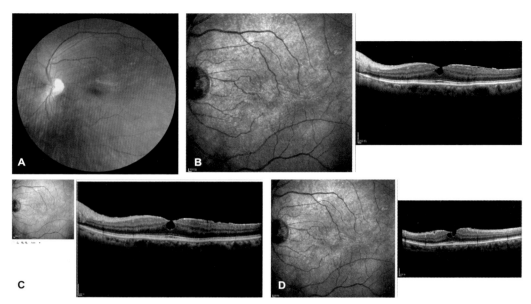

图 7-13-2 患者，女，74 岁。A. 左眼彩色眼底照相显示黄斑区金箔样反光，黄斑中心可见深红色类圆形裂孔样外观。B ~ D. OCT 显示黄斑区视网膜前膜形成，黄斑中心凹形态改变，黄斑区局部呈囊样改变

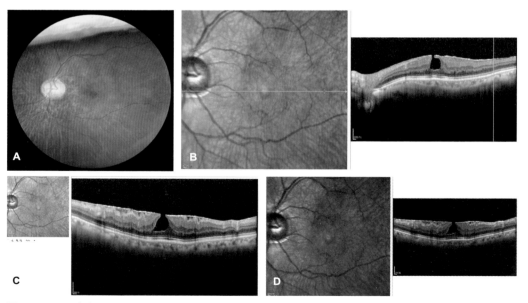

图 7-13-3 患者，男，70 岁。A. 左眼彩色眼底照相显示黄斑区金箔样反光，黄斑中心可见深红色类圆形裂孔样外观。B ~ D. OCT 显示黄斑区视网膜前膜形成，黄斑中心凹形态改变

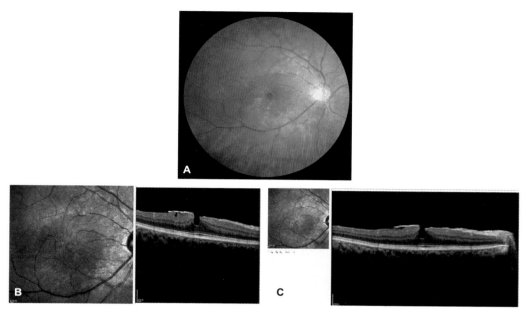

图 7-13-4 患者，男，54 岁。A. 右眼彩色眼底照相显示黄斑区金箔样反光，黄斑中心可见深红色类圆形裂孔样外观。B、C. OCT 显示黄斑区视网膜前膜形成，黄斑中心凹形态改变

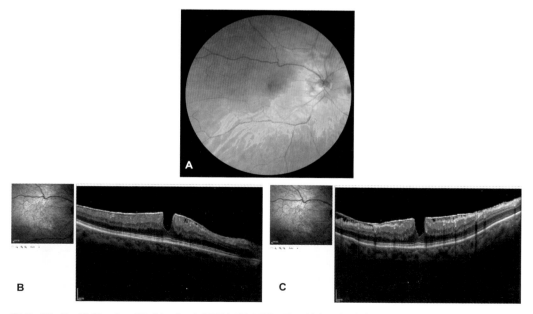

图 7-13-5 患者，女，82 岁。A. 右眼彩色眼底照相显示黄斑区轻度金箔样反光，黄斑中心可见深红色类圆形裂孔样外观。B、C. OCT 显示黄斑区视网膜前膜形成，黄斑中心凹形态改变

第十四节　黄斑营养不良

概述：黄斑营养不良是一组有明确遗传因素的黄斑疾病，常累及眼底后极部，以早期发生细胞变性、最终细胞死亡为特征。此类疾病尚无有效的治疗方法。此类疾病包括卵黄样黄斑营养不良、眼底黄色斑点症和视锥细胞营养不良。

一、卵黄样黄斑营养不良

概述：卵黄样黄斑营养不良（vitelliform dystrophy）又称 Best 病，为常染色体显性遗传病，发病年龄为 3 ~ 15 岁（平均为 6 岁）。患病早期患者的视力往往不受影响，即使眼底出现卵黄样改变，视力损害也较轻微。本病常累及双眼，双侧对称，少数病例可双眼先后发病。本病常合并远视、内斜视和斜视性屈光不正。

根据不同时期的眼底改变，本病分为 5 个不同阶段。①0 期：视网膜黄斑区表现相对正常，眼电图异常。②Ⅰ期：黄斑区表现为斑点状色素紊乱。③Ⅱ期：黄斑区出现典型的卵黄样病损，表现为圆形、均一、界限清晰、约 1 PD 大小的黄色囊样病灶，后期可退变为煎鸡蛋样外观。④Ⅲ期：卵黄样病损囊内的黄色物质逐渐液化，出现液平面，呈现假性积脓样外观。⑤ⅣA 期：以上病变继续发展，出现黄斑区视网膜色素上皮萎缩。ⅣB 期：黄斑区纤维瘢痕形成。ⅣC 期：黄斑区视网膜下新生血管膜形成。

OCT 图像特征：①青少年型：亚临床期（卵黄前期）黄斑区 RPE 层及光感受器内、外节段交界处（IS/OS）Verhoeff 膜（维尔赫夫氏膜，视网膜色素上皮细胞间质的非细胞性致密部）反射增厚、增强。进展期（卵黄期及卵黄破裂期）表现为位于低反射的外核层和高反射的 RPE 层之间的高反射病变，伴或不伴空泡样病变，此期可见 IS/OS 层结构破坏，内层视网膜结构大多保存。卵黄破裂期及萎缩期可表现为 RPE 层点状高反射，提示局部 RPE 增生。萎缩期及纤维化期表现为视网膜变薄及弥漫性 IS/OS 结构消失。②成年型：黄斑区神经上皮层及 RPE 层多发性改变，外丛状层与外核层内高反射物质聚集，光感受器内、外节段交界区（IS/OS 层）反射增强、不连续，Verhoeff 膜层变厚，结构不清或消失，位于感光细胞与 RPE 间的卵黄样病变呈穹顶状高反射，可见 RPE 层高反射及 RPE 层脱离。

病例图示（图 7-14-1 ~ 7-14-6）：

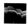

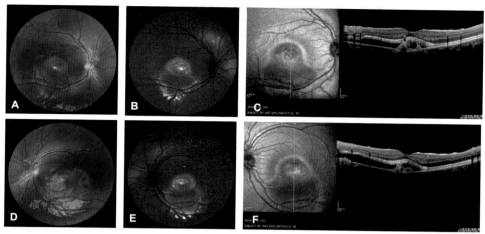

图7-14-1　患儿，女，8岁。A、D. 双眼黄斑中心凹光反射不可见，黄斑中心凹偏下方可见不典型卵黄样改变，双眼对称，边界不清，其周围视网膜呈不均匀晕轮状浅色改变。B、E. 自发荧光检查时表现为双眼卵黄样病灶呈强荧光，其周围晕轮状反射也较正常区域增强，且其间杂散分布着不均匀斑点状高荧光，晕轮下方可见另一个类圆形环状高荧光灶，二者相互叠套，且下方高荧光灶最低处可见明显的块状不规则高荧光斑。C、F. OCT显示双眼黄斑区及其下方视网膜神经上皮层脱离，椭圆体带可辨，外节段模糊，呈毛刷样外观，色素上皮层局部隆起，其下可见致密、均匀的中等反射信号

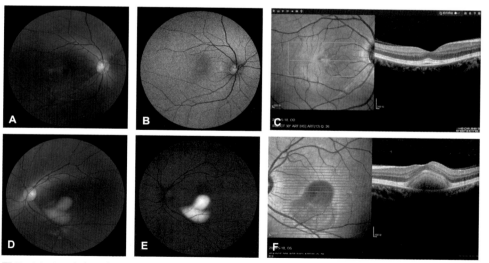

图7-14-2　患者，女，28岁。A. 右眼彩色眼底照相未见明显异常。B. 右眼黄斑区可见弱的自发荧光灶。C. 右眼黄斑区外节段及色素上皮层增厚，结构模糊。D. 左眼黄斑中心凹光反射不可见，黄斑区可见半透明淡黄红色上部呈类圆形，下部套叠不规则形隆起病灶，边界清晰。E. 左眼淡红色隆起病灶呈强自发荧光，均匀一致，边界清晰。F. OCT显示左眼黄斑区椭圆体带及外节段模糊可辨，色素上皮层增厚，结构模糊，反射减弱，其与玻璃膜之间呈低反射信号

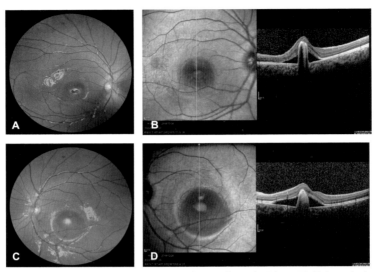

图 7-14-3 患儿，男，6 岁。A. 右眼彩色眼底照相可见黄斑区中央横 "8" 字形深褐色病灶，外周呈黄色，外围可见卵圆形神经上皮层脱离灶。B、D. OCT 显示双眼黄斑区神经上皮层脱离，色素上皮层高度隆起，与玻璃膜分离，其下呈逐渐衰减的强反射信号。C. 左眼黄斑区呈黄色卵黄样改变，外围可见卵圆形神经上皮层脱离灶

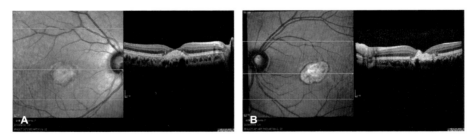

图 7-14-4 患者，女，34 岁。A、B. OCT 显示双眼黄斑区椭圆体带、外节段及色素上皮层结构已不能分辨，代之以密集的强反射信号团

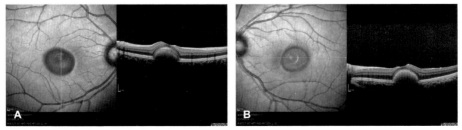

图 7-14-5 患儿，女，7 岁。A. OCT 显示右眼黄斑区椭圆体带模糊可辨，外节段及色素上皮层结构已不能分辨，代之以密集的中等反射信号团。B. 左眼黄斑区椭圆体带、外节段及色素上皮层结构已不能分辨，代之以密集的中等反射信号团

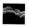

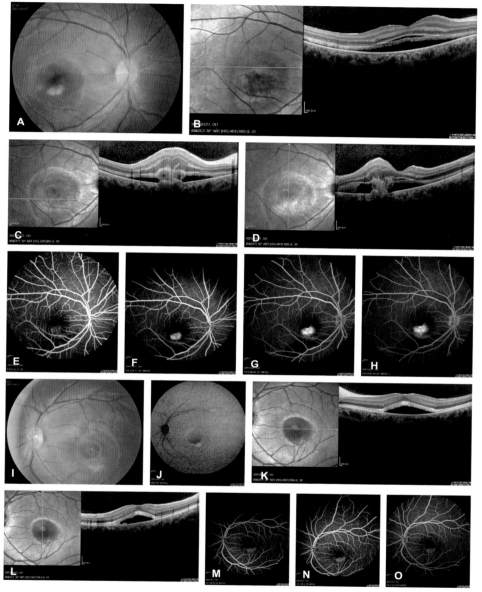

图 7-14-6　患者，女，16 岁。A. 右眼彩色眼底照相显示黄斑区偏下方卵黄样物质积存。
B ~ D. OCT 显示黄斑区及其周围视网膜椭圆体带和外节段结构模糊不清，且与色素上皮
层分离；中心区感光层间分离；卵黄样物质积存区呈不规则中等反射团，边界不清，呈桥状连
接神经上皮层与色素上皮层，下方神经上皮与色素上皮间可见卵黄样物质液平面。E ~ H. 荧
光造影显示卵黄区呈强荧光素染色，边界不清。I. 左眼彩色眼底照相显示黄斑区下方卵黄样物
质积存。J. 自发荧光检查显示卵黄样物质区呈较强的自发荧光。K、L. OCT 显示椭圆体带和
外节段结构模糊不清，尤其是外节段显示不清，且与色素上皮层分离，色素上皮层局部隆起。
M ~ O. 荧光造影显示卵黄区略呈强荧光

二、Stargardt 病

概述：Stargardt 病（眼底黄色斑点症）是最常见的青少年黄斑营养不良，具有较强的临床表型异质性和遗传异质性。Stargardt 病大多在 6 ～ 20 岁发病，是一种原发于视网膜色素上皮层的疾病，表现为黄斑萎缩性损害合并视网膜黄色斑点沉着。黄斑椭圆形萎缩区、眼底黄色斑点和脉络膜湮没征称为 Stargardt 病的临床三联征。大多数病例为常染色体隐性遗传，少数为常染色体显性遗传。*ABCA4* 基因是 Stargardt 病最主要的致病基因，编码视杆细胞外节段表达的 ATP 结合转运子蛋白，Stargardt 病的其他致病基因还包括 *ELVL4* 基因、*PROM1* 基因、*RDS*-周蛋白基因以及 *CNGB3* 基因等。散发性者也并不少见，较多发生于近亲婚配的子女。其双眼受累，同步发展，中心视力的下降多缓慢进展，视力预后不良，无明显性别差异。

OCT 图像特征：黄斑区感光细胞内节段与外节段结构破坏，甚至缺失，伴或不伴视网膜内层变薄。

病例图示（图 7-14-7，7-14-8）：

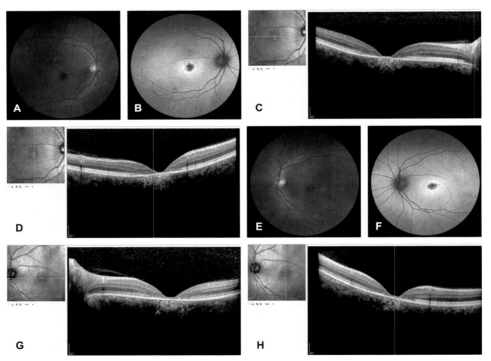

图 7-14-7　患者，男，66 岁。A、E. 双眼彩色眼底照相显示黄斑区色素紊乱、色泽加深，中心凹反光消失，夹杂少量淡黄色斑点。B、F. 自发荧光检查显示黄斑区呈低荧光或无荧光。C、D、G、H. OCT 显示黄斑区几乎只剩内界膜与玻璃膜相贴，其余结构消失，左眼稍好于右眼

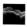

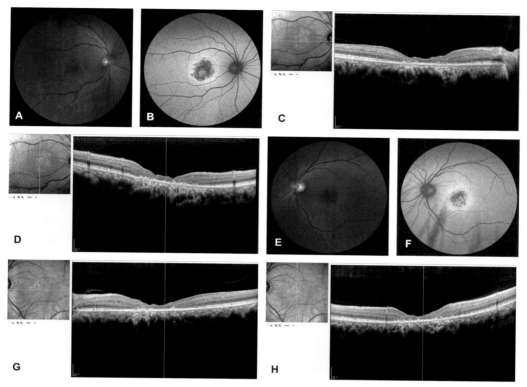

图 7-14-8　患者，男，44 岁。A、E. 双眼彩色眼底照相显示黄斑区色素紊乱、色泽加深，中心凹反光消失，夹杂少量淡黄色斑点。B、F. 自发荧光检查显示黄斑区呈低荧光或无荧光。C、D、G、H. OCT 显示黄斑区视网膜外核层显著萎缩变薄，椭圆体带及外节段消失，色素上皮层不平整、不连续

三、视锥细胞营养不良

概述：视锥细胞营养不良（cone dystrophy）是遗传性黄斑变性疾病之一，本病主要损害视锥细胞，也伴有不同程度的视杆细胞损害。发病多于 10 岁以内，或于 10 ～ 20 岁发病，也有病例为成年后发病。早期视力轻度或中度下降，眼底正常，不易诊断。本病主要累及黄斑区，以后也可发生周边部视网膜色素变性。视锥细胞损害发生较早，因此主要症状为视力减退、后天性色觉异常，当视杆细胞受损时发生夜盲。因此又称中央型视网膜色素变性。视锥细胞营养不良包括多种不同的临床类型，遗传方式不尽相同，传统上曾将其分为静止型和进展型两大类。

OCT 图像特征：早期黄斑区 IS/OS 层密度降低、缺失，晚期可有内界膜至 RPE 层全层视网膜变薄。

病例图示（图 7-14-9）：

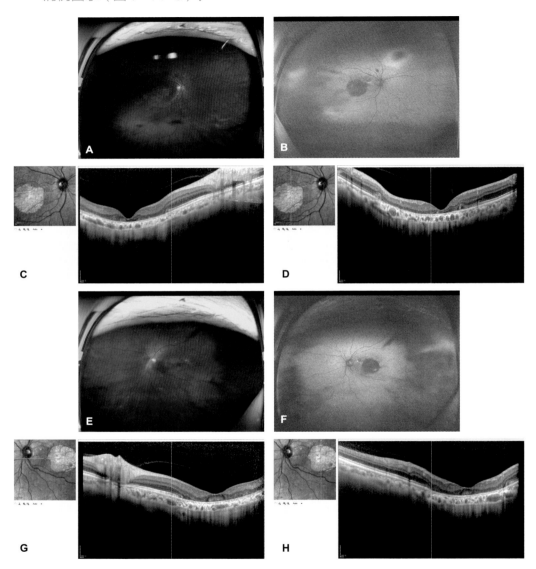

图 7-14-9　患者，女，64 岁。A、E. 彩色眼底照相显示双眼黄斑区视网膜变薄，可以透见其下的脉络血管，呈圆盘形。B、F. 自发荧光检查显示黄斑区呈类圆形低荧光。C、D、G、H. OCT 显示双眼黄斑区视网膜残余部分外丛状层和外核层，其余大部外核层至外节段区消失

第十五节　局灶性脉络膜凹陷

概述：局灶性脉络膜凹陷（focal choroidal excavation，FCE）是近几年随着 OCT 技术广泛应用而新命名的一种临床少见的脉络膜结构异常，病因不明，且患者多无临床症状，此类病变随着 OCT 的广泛应用逐渐被更多人所发现。眼底可表现为轻微脱色素或黄白色改变，荧光素眼底血管造影表现为正常或透见荧光，吲哚菁绿血管造影可见低荧光及脉络膜中、大血管。基于 OCT 检查，FCE 可分为紧密型、分离型；位于中心凹下、位于中心凹旁。局灶性脉络膜凹陷以单眼发生及紧密型多见，多伴有轻中度近视，可以合并多种黄斑病变，可以表现为单个脉络膜凹陷病灶，或伴发特发性黄斑脉络膜新生血管、点状内层脉络膜炎、息肉样脉络膜血管病变、黄斑前膜、中心性浆液性脉络膜视网膜病变等。

OCT 图像特征：病灶处外界膜至椭圆体带结构受到不同程度的破坏，RPE/Bruch 膜复合体中可见点状中高反射或缺损，部分 FCE 患者视网膜和脉络膜中可见弥漫的异常高反射，横跨 FCE 各层结构，脉络膜逐渐变薄，RPE/Bruch 膜复合体与脉络膜外边界形成桥状连接。OCT 表现为黄斑中心凹或附近视网膜色素上皮层（RPE）层、光感受器外节 /RPE 复合体、光感受器内节段与外节段连接层、外界膜向脉络膜层凹陷，凹陷处脉络膜变薄，伴有不同程度的外界膜（ELM）、光感受器内外节连接层（IS/OS 层）、光感受器外节 /RPE 复合体（OPR）层、色素上皮层（RPE 层）反射减弱或消失。OCT 可以清晰、完整地揭示局限性脉络膜凹陷的形态及组织层次变化，是诊断的金标准。

病例图示（图 7-15-1 ~ 7-15-8）：

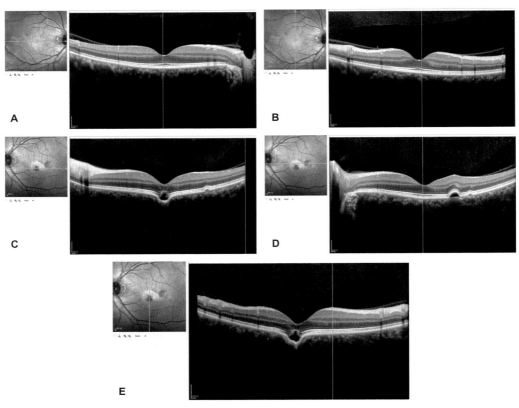

图 7-15-1　患者，男，43 岁。A、B. 右眼 OCT 未见明显异常反射。C、D、E. OCT 显示左眼黄斑区视网膜色素上皮层后凹，椭圆体带模糊可分辨，外节段不可分辨，与色素上皮层分离

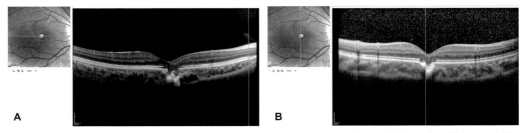

图 7-15-2　患儿，女，6 岁。A、B. OCT 显示右眼黄斑区视网膜从外界膜到色素上皮层缺失、不连续，剩余视网膜组织后陷

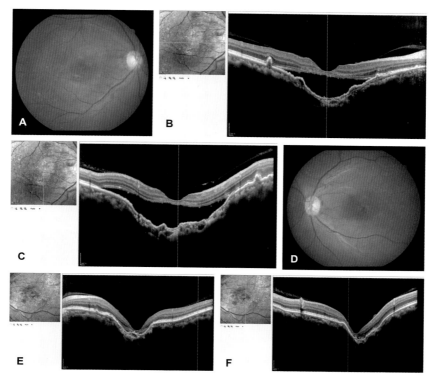

图 7-15-3　患者，女，67 岁。A、D. 双眼黄斑区色素紊乱，中心凹反光消失。B、C. OCT 显示右眼黄斑区视网膜色素上皮层与脉络膜后凹，色素上皮层部分与玻璃膜分离，神经上皮层与色素上皮层分离，椭圆体带和外节段几乎不能分辨。E、F. 左眼黄斑区视网膜组织整体后凹，色素上皮不平整，椭圆体带和外节段几乎不能分辨

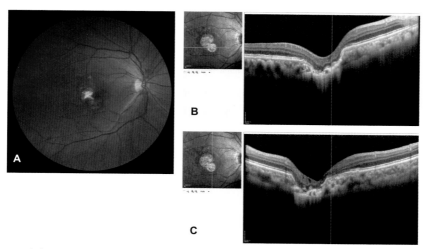

图 7-15-4　患者，女，65 岁。A. 右眼黄斑区色素紊乱，中心凹反光消失。B、C. OCT 显示右眼黄斑区视网膜组织整体后凹，外界膜至色素上皮层几乎不能分辨，脉络膜萎缩

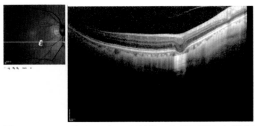

图 7-15-5　患者，女，67 岁。OCT 显示右眼视盘颞下方视网膜外核层至外节段缺失，外丛状层后陷，与色素上皮层相连

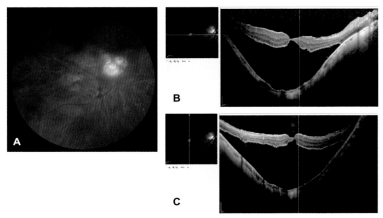

图 7-15-6　患者，女，73 岁。A. 右眼呈豹纹状改变，黄斑区中心凹反光消失。B、C. OCT 显示右眼黄斑区视网膜色素上皮与脉络膜后凹，神经上皮层与色素上皮层分离，黄斑区视网膜变薄，椭圆体带与外节段模糊可辨

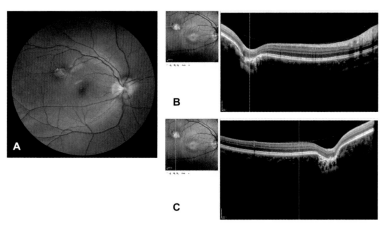

图 7-15-7　患者，女，28 岁。A. 右眼黄斑区中心凹反光存在，颞上方可见类圆形色泽加深病灶。B、C. OCT 显示右眼黄斑区颞上方视网膜组织整体后陷，脉络膜萎缩

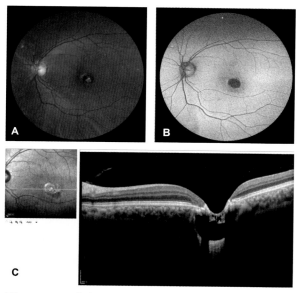

图 7-15-8　患者，女，65 岁。A. 左眼彩色眼底照相显示黄斑区色素增生，边界清楚。B. 自发荧光检查时呈低荧光。C. OCT 显示黄斑区视网膜和脉络膜组织几乎全部缺失

（王占平）

参考文献

[1]　王敏, 王怀华, 徐楠楠, 等. 局灶性脉络膜凹陷的临床特征分析. 眼科新进展, 2015, 35(9):866-869.

[2]　王振, 王应利, 周玉梅, 等. 局限性脉络膜凹陷39例的临床和OCT特征. 国际眼科杂志, 2017, 17(5):124-128.

[3]　蔡志鹏, 宋柯, 张红. 双眼局限性脉络膜凹陷症1例. 中国中医眼科杂志, 2016, 26(4):218-220.

[4]　叶祖科, 尹小芳, 罗书科, 等. 局限性脉络膜凹陷患眼多模式影像特征观察及发生并发症的危险因素分析. 中华眼底病杂志, 2019, 35(4):342-347.

[5]　王占平. 黄样黄斑营养不良2例. 临床眼科杂志, 2017, 25(2):169-170.

[6]　王光璐, 马凯, 张风. Stargardt病的光学相干断层扫描图像特征. 中华眼底病杂志, 1999, 15(4):214-215.

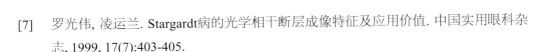
[7] 罗光伟, 凌运兰. Stargardt病的光学相干断层成像特征及应用价值. 中国实用眼科杂志, 1999, 17(7):403-405.

[8] 陈邦禄, 刘春, 姚宜, 等. Stargardt病的光学相干断层扫描图像意义探讨. 临床眼科杂志, 2006, 14(1):39-40.

[9] 汪东生, 刘雪霞. 视锥细胞营养不良一例. 中华眼科医学杂志（电子版）, 2013, 3(2): 98-100.

[10] 张清炯, 黎仕强, 肖学珊, 等. 小儿视锥细胞与视锥视杆细胞营养不良的临床特点与候选基因突变分析. 中华眼底病杂志, 2001, 17(4): 293-295.

[11] 延艳妮, 魏文斌. 对单侧黄斑裂孔患者无症状对侧眼玻璃体视网膜界面特点和中心凹变形的分析. 国际眼科纵览, 2012, 36(3):188.

[12] 刘维锋, 石安娜, 石浔, 等. 黄斑裂孔形态学分析及其与视力关系的研究. 眼科新进展, 2010, 30(8):751-754, 758.

[13] 石安娜, 石浔, 刘维峰, 等. 三维频域OCT在鉴别诊断黄斑裂孔中的分析应用. 国际眼科杂志, 2009, 9(11):2189-2192.

[14] 刘杏, 凌运兰, 郑小平. 特发性黄斑视网膜前膜的光学相干断层扫描. 中华眼底病杂志, 2001, (2):115-118.

[15] 吕小利, 陶津华, 缪晚虹. 青年患者玻璃体黄斑牵拉综合征自行缓解1例. 中国中医眼科杂志, 2019, 29(1):68-70.

[16] 孙云锋, 方伟, 李九可, 等. 玻璃体黄斑牵引综合征自发消退一例. 中国实用眼科杂志, 2015, 33(9):1075-1076.

[17] 王东林, 党光福, 郑秀云, 等. 玻璃体黄斑牵引综合征的临床诊疗观察. 国际眼科杂志, 2009, 9(8):1587-1588.

[18] 张国明, 张少冲, 高汝龙. 玻璃体黄斑牵引综合征. 中国实用眼科杂志, 2001, 19(7): 488-490.

[19] 崔月先, 周娜磊, 安建斌, 等. 玻璃体黄斑牵拉综合征的SD-OCT随访观察. 中国实用眼科杂志, 2015, 33(9):991-994.

[20] 何美芹, 李岩, 韩颖, 等. 玻璃体黄斑牵拉综合征. 中华眼科杂志, 2015, 51(12):941.

[21] 李璐希, 姜钊, 陈莲, 等. 康柏西普治疗不同类型糖尿病黄斑水肿的疗效观察. 中华眼底病杂志, 2021, 37(9):702-708.

[22] 肖世禹, 杨柳. 黄斑水肿光相干断层扫描强反射点的机制及意义研究现状. 中华眼底病杂志, 2021, 37(7):572-576.

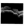

[23] 王慧敏, 王高峰, 朱晓林, 等. 中西医结合治疗糖尿病黄斑水肿有效性及安全性Meta分析. 中国中医眼科杂志, 2021, 31(6):453-460.

[24] 史庭坤, 夏红和, 柯喜宣, 等. 康柏西普与雷珠单抗治疗视网膜中央静脉阻塞继发黄斑水肿效果. 临床眼科杂志, 2021, 29(4):303-307.

[25] 周婕, 张学东. 黄斑区视网膜深层微血管变化对糖尿病性黄斑水肿的影响. 眼科新进展, 2021, 41(5):479-483.

[26] 顾操, 沈炜, 孙伟峰, 等. 病理性近视不同机制黄斑出血的临床观察. 中国眼耳鼻喉科杂志, 2019, 19(6):414-417.

[27] 岳岩坤, 张恩魁, 王海伟, 等. 高度近视致单纯黄斑出血与继发CNV的黄斑出血之OCT图像鉴别. 眼科, 2014(2):103-106.

[28] 吴东辉, 王艳玲, 王佳琳. 高度近视黄斑劈裂研究进展. 中华眼视光学与视觉科学杂志, 2021, 23(3):230-235.

[29] 徐琼, 王凯, 瞿佳, 等. 高度近视眼黄斑劈裂患者黄斑区脉络膜容积特征及其临床意义. 中华眼科杂志, 2021, 57(6):419-425.

[30] 晏颖, 高铖苑, 刘然, 等. 先天性视盘小凹合并黄斑劈裂1例. 眼科学报, 2020, 35(2):142-146.

[31] 陶继伟, 林艳雯, 沈丽君, 等. 玻璃体切割联合保留中心凹内界膜剥除手术治疗高度近视黄斑劈裂的长期疗效观察. 中华眼底病杂志, 2019, 35(5):441-445.

[32] 袁建树, 马蓉, 郭晓红, 等. 光学相干断层扫描观察后巩膜加固术治疗病理性近视黄斑劈裂的效果. 现代实用医学, 2015, 27(10):1360-1361, 1398.

[33] 褚煜, 杨燕宁, 蔡明高, 等. 光相干断层扫描观察牵牛花综合征合并黄斑劈裂一例. 中国实用眼科杂志, 2010, 28(12):1382-1383.

[34] 姜春晖, 王文吉, 王玲, 等. 光学相干断层扫描对黄斑劈裂的观察（英文）. 国际眼科杂志, 2007, 7(6):1513-1516.

[35] 王志立, 董应丽, 孔众, 等. OCT对高度近视眼继发黄斑劈裂的诊断价值. 医药论坛杂志, 2007, 28(11):26-27.

[36] 王亚欣, 柯晓云, 陈艳霞, 等. 新生血管性年龄相关性黄斑变性治疗进展. 国际眼科杂志, 2021, 21(10):1732-1735.

[37] 周慧慧, 吴苗琴. OCTA在湿性年龄相关性黄斑变性诊疗中的研究进展. 国际眼科杂志, 2021, 21(4):648-651.

[38] 耿静. 光学断层成像与荧光素眼底造影在老年性黄斑变性患者中的应用分析. 影像

研究与医学应用, 2021, 5(13):233-234.

[39] 段如月, 张天资, 晓琴, 等. 光学相干断层扫描血管成像技术在康柏西普对湿性年龄相关性黄斑变性治疗效果评价中的临床研究. 中华眼科医学杂志（电子版）, 2021, 11(3):140-145.

[40] 夏松, 杨景元, 赵欣宇, 等. 息肉状脉络膜血管病变的光相干断层扫描血管成像检查特征. 中华实验眼科杂志, 2021, 39(1):54-58.

[41] 夏松, 杨景元, 赵欣宇, 等. 频域OCT在息肉状脉络膜血管病变和湿性年龄相关性黄斑变性鉴别中的应用. 中华实验眼科杂志, 2020, 38(1):55-59.

[42] 夏松, 杨景元, 陈有信. 息肉样脉络膜血管病变患眼光相干断层扫描图像特征观察. 中华眼底病杂志, 2019, 35(4):385-387.

[43] 李文清, 宋艳萍. 息肉样脉络膜血管病变治疗前后光学相干断层扫描的图像特征. 眼科新进展, 2019, 39(9):849-853.

[44] 林国乔, 施志云. 息肉样脉络膜血管病变吲哚菁绿血管造影、光学相干断层扫描血管成像特征对比. 中国现代药物应用, 2018, 12(19):76-77.

[45] 张丰, 张京红. 视网膜血管瘤样增生. 眼科, 2010(1):42.

[46] 张潇, 董方田. 视网膜血管瘤样增生. 中华眼科杂志, 2009, 45(5):465.

[47] 刘小雪, 陈宁. Ⅰ期视网膜血管瘤样增生一例. 中华眼底病杂志, 2019, 35(5):501-503.

[48] 刘小雪, 陈宁. 视网膜血管瘤样增生的临床研究进展. 中华眼底病杂志, 2018, 34(3):303-308.

[49] 赵玥, 姚进. 光相干断层扫描血管成像联合眼底血管造影观察视网膜血管瘤样增生一例. 中华眼底病杂志, 2016, 32(5):539-540.

[50] 徐海峰, 徐怡婷, 白曜, 等. 视网膜血管瘤样增生的眼底影像检查特征. 中华眼底病杂志, 2012, 28(4):401-403.

[51] 李凤鸣, 谢立信. 中华眼科学. 3版. 北京：人民卫生出版社, 2014.

[52] 洪朝阳, 吴苗琴, 池新昌. 中心性浆液性视网膜脉络膜病变的光学相干断层扫描图像改变. 眼科新进展, 2004, 24(1):51-52.

[53] 吴宇平. 光学相干断层扫描对照眼底荧光造影在中心性浆液性视网膜病变中的应用. 吉林医学, 2012, 33(15):3277-3278.

[54] 叶祖科, 尹小芳, 黎彦豪, 等. 局限性脉络膜凹陷患者的EDI-OCT特征及并发症观察. 眼科新进展, 2021, 41(6):558-562.

[55] 丁琴, 宋艳萍, 陈中山, 等. 光动力治疗黄斑部特发性浆液性视网膜色素上皮脱离的

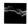

临床观察. 中国激光医学杂志, 2014, (5):303-304.

[56] 王炜, 李星星. 特发性浆液性视网膜色素上皮脱离影像学观察. 解放军医学杂志, 2004, 29(5):432.

[57] 张敏芳, 孟晓红, 陈军, 等. 黄斑部脉络膜新生血管的OCT图像特征及与视力的相关性. 眼科新进展, 2011, 31(3):258-260.

[58] 赵婕, 陆豪, 严良, 等. 病理性近视黄斑部脉络膜新生血管的OCT和FFA表现. 眼科, 2005, 14(4):267-269.

[59] 纪淑兴, 张军军, 唐健, 等. 中心性渗出性脉络膜视网膜病变的光学相干断层扫描图像特征. 中华眼底病杂志, 2002, 18(2):121-124.

[60] 付庆东. 光相干断层扫描观察局限性脉络膜凹陷继发脉络膜新生血管一例. 中华眼底病杂志, 2020, 36(1):61-62.

[61] 和丹, 张娟, 黎铧, 等. 成人型卵黄样黄斑营养不良光相干断层扫描血管成像影像特征. 中华眼底病杂志, 2020, 36(5):343-348.

[62] Zacks DN, Johnson MW. Retinal angiomatous proliferation: optical coherence tomographic confirmation of an intraretinal lesion. Arch Ophthalmol, 2004, 122(6): 932-933. doi: 10. 1001/archopht. 122. 6. 932.

第八章　视网膜脱离

视网膜脱离（retina detachment，RD）指视网膜神经上皮层与色素上皮（RPE）层之间的分离，其特点是视网膜下腔聚集了异常液体。根据发病机制，RD 分为 3 种主要类型：孔源性视网膜脱离、渗出性视网膜脱离、牵拉性视网膜脱离。

第一节　孔源性视网膜脱离

概述：孔源性视网膜脱离（rhegmatogenous retinal detachment，RRD）又称裂孔性视网膜脱离，是视网膜脱离中最为常见的一类，是眼科常见的致盲性疾病。因视网膜产生了裂孔，液化的玻璃体经视网膜裂孔进入视网膜神经上皮层下，使视网膜神经上皮层与色素上皮层分离。其发病机制主要取决于 3 个因素：玻璃体变性、视网膜受到牵拉和存在视网膜裂孔。RRD 的易感因素为高度近视、人工晶状体眼、无晶状体眼、老年及眼外伤。发病初期可有眼前漂浮物、闪光感或局部黑影遮挡、视物模糊等，当脱离累及黄斑时，视力明显下降。裂孔多位于赤道部附近，颞上象限最常见，其次是颞下象限，鼻侧象限最少见。

OCT 图像特征：可清楚地观察到视网膜神经上皮层与色素上皮层分离，脱离的视网膜神经上皮层隆起，其下方是无光反射信号的空腔，色素上皮层清晰可见。OCT 可用于术前了解视网膜脱离的范围（特别是是否累及黄斑区），可直观、无创地反映视网膜的组织形态结构，检测视网膜复位、视网膜下积液的存在及吸收等微细变化，因此 OCT 在 RRD 术后随访中也有一定的应用价值。

病例图示（图 8-1-1 ～ 8-1-3）：

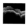

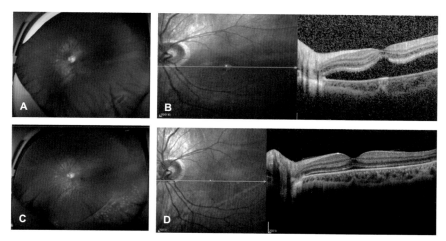

图 8-1-1　患者，女，17 岁，左眼前黑影遮挡伴视物模糊 6 个月，左眼视力 0.04，BCVA 0.5。A. 超广角彩色眼底照相显示左眼颞下方视网膜脱离，颞下周边视网膜变性区，裂孔为较小筛孔。B. OCT 显示视网膜神经上皮层与色素上皮层分离，神经上皮层下为无反射的液性光学空腔，累及黄斑区。C. 左眼巩膜外加压术后 1 周超广角彩色眼底照相显示，裂孔位于加压嵴上，孔周可见激光斑，视网膜已复位。D. OCT 显示视网膜神经上皮层下间隙明显缩小，黄斑区视网膜的神经上皮层与色素上皮层间尚有一浅的无反射腔隙，表明该处存在少量积液

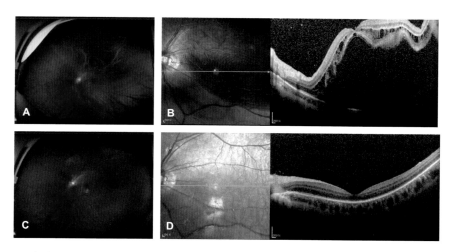

图 8-1-2　患者，男，43 岁，左眼前黑影遮挡伴视物模糊 4 天，左眼视力 0.12，BCVA 0.2。A. 超广角彩色眼底照相显示左眼上方 10 点～3 点位视网膜青灰色隆起，累及黄斑区，2 点位周边部视网膜见较大撕裂孔。B. OCT 显示视网膜神经上皮层高度隆起，神经上皮层间出现低反射的囊样腔隙，脱离的视网膜神经上皮层下为无反射的液性光学空腔，累及黄斑区。C. 左眼玻璃体切割视网膜复位术后 2 周行超广角彩色眼底照相，可观察到视网膜已复位，可见颞上视网膜裂孔周围激光斑。D. OCT 显示视网膜神经上皮层与色素上皮层之间无间隙，表示无积液，黄斑区视网膜神经上皮层间结构清晰

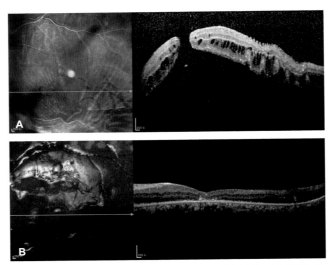

图 8-1-3　患者，女，53 岁。左眼前黑影遮挡伴视物模糊 10 天，左眼视力 0.02。A. OCT 显示视网膜神经上皮层高度隆起，黄斑中心凹处视网膜神经上皮层全层缺损，显示黄斑全层裂孔，视网膜神经上皮层下为无反射的液性光学空腔。由于视网膜脱离处隆起程度较高，未能记录到视网膜色素上皮层。B. 左眼视网膜复位术后 2 周，OCT 显示视网膜神经上皮层与色素上皮层之间无间隙，黄斑区神经上皮层无缺损，黄斑裂孔愈合

第二节　渗出性视网膜脱离

概述：渗出性视网膜脱离（exudative retinal detachment，ERD）是一种继发性视网膜脱离，特征是视网膜下积液，但是缺乏视网膜裂孔和增生牵拉。常见的病因有视网膜或脉络膜肿瘤、炎症、血管疾病以及福格特 - 小柳 - 原田综合征、葡萄膜炎、后巩膜炎、葡萄膜渗漏综合征、恶性高血压、妊娠期高血压疾病、CSC、外层渗出性视网膜病变、脉络膜肿瘤等。其发病机制主要是血 - 视网膜屏障功能异常，导致血浆和脉络膜液体大量渗出并积聚在视网膜下。病变特点是视网膜呈灰白色隆起，表面光滑、无皱纹，视网膜下积液呈游走性，视网膜下积液较多时，可随体位变化而发生形态及位置的改变。

OCT 图像特征：通过 OCT 可观察黄斑区视网膜神经上皮层与色素上皮层是否分离，视网膜下积液的性质，视网膜是否水肿，以及色素上皮层的结构细节，甚至可观察脉络膜的厚度情况。

病例图示（图 8-2-1 ~ 8-2-3）：

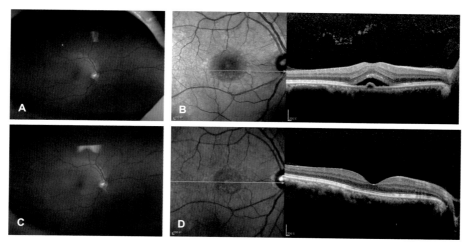

图 8-2-1 患者，男，51 岁，右眼视物模糊、视物变形 15 天，右眼视力 0.6，BCVA 0.7。A. 超广角彩色眼底照相显示右眼黄斑区直径约 1 PD 的盘状浆液性视网膜浅脱离区。B. OCT 显示黄斑区视网膜神经上皮层浆液性脱离，其下方 RPE 浅脱离，脱离下方可见玻璃膜。C. 治疗后 1 个月，超广角彩色眼底照相显示黄斑区浆液性视网膜脱离区积液吸收。D. OCT 显示黄斑区视网膜神经上皮层与色素上皮层无间隙，积液完全吸收

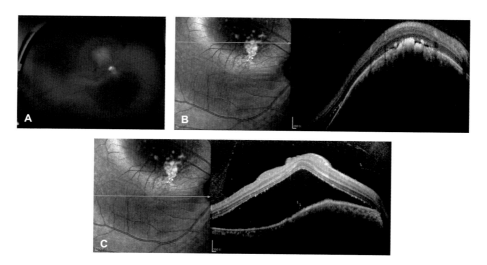

图 8-2-2 患者，男，39 岁，右眼视物模糊 3 个月，右眼视力 0.15，左眼视力 1.0。A. 超广角彩色眼底照相显示右眼上方血管弓处类圆形隆起病变，直径 4 ~ 4.5 PD，边界清晰，瘤体周围伴有局限性渗出性视网膜脱离。B. OCT 显示上方血管弓处瘤体高度隆起。C. OCT 显示黄斑区视网膜神经上皮层与色素上皮层间较大的无反射的液性光学空腔

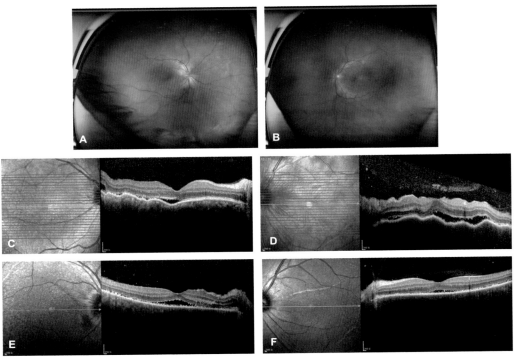

图 8-2-3　患者，男，51 岁，双眼视物模糊 15 天，右眼视力 0.4，左眼视力 0.1。A、B. 超广角彩色眼底照相显示双眼视盘充血，视杯变小，后极部视网膜弥漫性水肿，黄斑中心凹光反射消失，下方发生渗出性视网膜脱离。C、D. OCT 显示双眼视网膜轻度水肿、增厚和褶皱，可见多灶性渗出性视网膜神经上皮层脱离。E、F. 激素治疗后 1 个月，OCT 显示视网膜水肿消退，视网膜下积液大部分吸收，视网膜结构趋于正常

第三节　牵拉性视网膜脱离

　　概述：牵拉性视网膜脱离（tractional retinal detachment，TRD）是玻璃体增生性组织对视网膜牵拉所引起的视网膜神经上皮层与色素上皮层的分离，可伴有视网膜裂孔。引起牵拉性视网膜脱离的疾病有眼外伤、增殖性糖尿病视网膜病变、静脉周围炎、视网膜血管病变导致的玻璃体积血等。牵拉性视网膜脱离的病程进展缓慢，早期患者可无任何症状，当牵拉达到一定程度或一定范围导致视网膜脱离时，或病变累及黄斑区时，才会出现视力下降。如不及时处理，可引起严重的视力损害。最典型的情况为帐篷状牵拉导致的脱离。

　　OCT 图像特征：可观察到与视网膜表面牵连的高反射带，视网膜增厚伴有低反射腔隙，能清楚地看到黄斑区视网膜神经上皮层水肿、劈裂、脱离、黄斑前膜等。

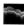

可追踪观察从玻璃体牵拉视网膜至发生黄斑裂孔的全过程，有助于及早采取治疗和预防措施。

病例图示（图8-3-1）：

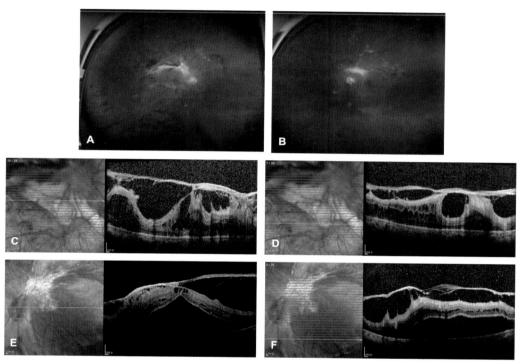

图8-3-1 患者，男，44岁，双眼视物模糊3个月，右眼视力0.05，左眼视力0.01。A、B. 超广角彩色眼底照相显示双眼后极部视网膜大量网状新生血管团，视盘前、后极部视网膜前及上方血管弓处可见大量纤维血管增殖膜牵拉视网膜使之脱离，下方玻璃体少量积血。C、D. OCT显示视网膜表面致密的不均匀增厚的膜状高反射，多处牵拉视网膜，视网膜增厚，层间可见囊样低反射间隙。E、F. OCT显示视网膜表面可见致密的膜状高反射，多处牵拉视网膜，视网膜呈帐篷状脱离

（马梅莲）

参考文献

[1] 郭悦, 刘以文, 古湘瑜, 等. 孔源性视网膜脱离患者临床特征分析. 中国眼耳鼻喉科杂志, 2020, 20(1):31-35.

[2] 杨明明, 滕岩, 崔浩. 孔源性视网膜脱离235例临床分析. 国际眼科杂志, 2007, (6):1708-1710.

[3] 张中. MSCT三维重建对眼部异物的定位价值. 中国CT和MRI杂志, 2016, 14(9): 19-21.

[4] 谢静, 谢林英, 刘艳芳, 等. OCT对视网膜脱离术前及术后黄斑区扫描情况分析. 中国现代医师, 2015, 53(22):9-11, 15.

[5] 苏宁, 李莉, 徐帆, 等. 三维OCT分析累及黄斑的视网膜脱离巩膜扣带术后黄斑微结构与视力的关系. 国际眼科杂志, 2021, 21(1):120-123.

[6] 刘文峰, 易长贤. 临床眼底病（内科卷）. 北京：人民卫生出版社, 2015:494-495.

[7] 吉宇莹, 张雄泽, 李妙玲, 等. 光学相干断层扫描成像对急性中心性浆液性脉络膜视网膜病变渗漏点的前瞻性观察研究. 眼科学报, 2021, 36(2):115-121.

[8] 孟祥俊, 周明, 刘豪杰. 玻璃体切割联合硅油填充入术治疗牵拉性视网膜脱离. 中国老年学杂志, 2015, 35(2):385-387.

[9] 李立新, 黎晓新, 姜燕荣, 等. 糖尿病眼后节病变的超声显示. 中国超声医学杂志, 1999, 15(6):441-444.

[10] 李永, 戴虹, 卢颖毅, 等. 应用光学相干断层扫描观察玻璃体牵拉视网膜的特征. 中国实用眼科杂志, 2002, 20(8):576-577.

[11] 刘蓓, 李佩君, 孙建华, 等. 眼底荧光造影及三维光学相干断层扫描评估巩膜扣带术后视物变形患者黄斑特征. 陕西医学杂志, 2017, 46(2): 221-223.

[12] 李凤鸣, 谢立信. 中华眼科学. 3版. 北京：人民卫生出版社, 2014.

[13] Feltgen N, Walter P. Rhegmatogenous retinal detachment−an ophthalmologic emergency. Dtsch Arztebl Int, 2014, 111(1-2):12-21, 22.

[14] Bandello F, Corbelli E, Carnevali A, et al. Optical coherence tomography angiography of diabetic retinopathy. Dev Ophthalmol, 2016, 56:107-112.

第九章 视网膜脉络膜外伤

任何机械性、物理性、化学性的外来因素作用于眼部，造成视觉器官结构和功能的损害，通称为眼外伤，眼外伤是视力损害的主要原因之一。由于眼的位置暴露于外，受伤的机会远高于身体其他任何部位，眼外伤在临床上很常见。眼的结构精细复杂，一次严重的眼外伤可同时伤及眼部多种组织结构（包括眼球、视神经、眼附属器等），引起严重的后果。

第一节　脉络膜裂伤

概述：眼球前部受到的冲击力通过眼内容物的传导，到达眼底后极部，将脉络膜压迫于巩膜上，由于脉络膜耐受冲击力的程度不如视网膜，导致视网膜色素上皮、玻璃膜和脉络膜毛细血管层复合体组织撕裂，而脉络膜大血管层完整。眼底检查可见脉络膜破裂（choroid laceration）病灶呈灰白色或白色、新月形，与视盘呈同心圆，位置不定，一般在视盘和黄斑附近，严重者正好位于黄斑中心凹。裂口可以为一个或数个，大小、长短不等，可伴发视网膜和脉络膜出血，出血多时血液进入玻璃体而导致眼底不可见。

OCT 图像特征：表现为色素上皮（RPE）层和脉络膜光带中断，后期破裂处因增殖修复而呈强反射信号带。厚的出血表现为逐渐衰减的强反射区并产生遮蔽效应，部分患者会出现脉络膜新生血管。

病例图示（图 9-1-1，9-1-2）：

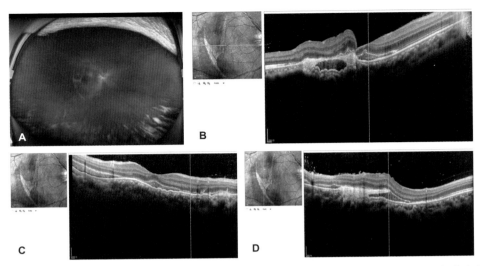

图 9-1-1 患者，女，36 岁，土块砸伤。A. 超广角彩色眼底照相显示右眼黄斑颞侧 2 处黄白色弧形病灶，二者交叉呈燕尾形；下方玻璃体腔可见大量黄褐色陈旧性积血，局部视网膜可见出血；视盘周围视网膜可见黄白色边界不清的病变。B ~ D. OCT 显示弧形病灶处色素上皮层不连续，代之以强反射信号团，牵拉色素上皮层使之出现局部褶皱；部分神经上皮层脱离，其下可见颗粒状中低反射信号和块状中等反射信号，提示视网膜下有积血块；黄斑中心凹形态改变

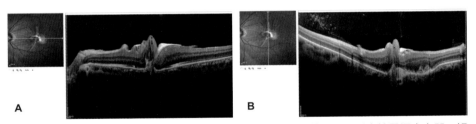

图 9-1-2 患者，男，30 岁，茶杯砸伤。A、B. OCT 显示黄斑区弧形病灶贯通中心凹，视网膜色素上皮层不连续，代之以团状隆起增生信号，中心凹消失

第二节　视网膜震荡和挫伤

概述：视网膜震荡（commotio retinae）又称 Berlin 水肿，是指钝性物体或爆炸产生的冲击波直接或间接作用于眼部，作用力经眼内容物传导至后部视网膜，视网膜受到挤压、震荡而损伤，表现为一过性的视网膜乳白色水肿。水肿消退后视力可以恢复者，称为视网膜震荡，一般没有视网膜出血。视力不能或仅有部分恢复，常伴有光感受器或 RPE 层损害者，称为视网膜挫伤。视网膜挫伤多伴有眼底出血，水

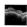

肿范围较大，损伤区造成永久性的组织损伤，眼底出现脱色素区或色素紊乱与增殖，中心视力不能恢复。

OCT 图像特征：可以观察黄斑水肿的程度和视网膜各层次损伤的细节，如色素上皮层撕裂、不平整、萎缩，神经上皮层萎缩、脱离。

病例图示（图 9-2-1）：

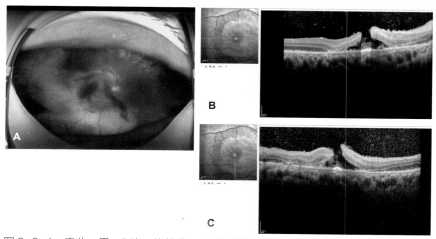

图 9-2-1 患儿，男，9 岁，炮炸伤。A. 超广角彩色眼底照相显示右眼黄斑区及颞侧周边部视网膜呈黄白色改变，提示有视网膜震荡伤。B、C. OCT 显示右眼黄斑区视网膜外层劈裂，外层视网膜萎缩变薄，内层反射增强

第三节 外伤性黄斑裂孔

概述：由于黄斑中心凹缺乏视网膜内层和血液供应，当眼球受到钝力冲击后，可能直接破裂而形成裂孔；该处亦可因视网膜震荡导致的水肿持续不退，由囊样水肿发展为囊样变性，最终导致裂孔形成。本病常伴出血、脉络膜破裂等。

OCT 图像特征：外伤性黄斑裂孔与其他病因引起的黄斑裂孔的 OCT 表现相同，均为黄斑区视网膜光带中断、缺失。早期合并视网膜水肿，表现为视网膜光带增厚，光反射减弱；晚期视网膜萎缩，表现为视网膜变薄，同时 RPE 层光带也萎缩。

病例图示（图 9-3-1，9-3-2）：

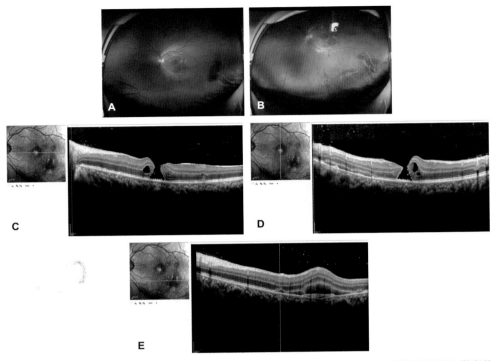

图 9-3-1 患者，男，31 岁，炮炸伤。A、B. 左眼彩色眼底照相显示黄斑颞下方附近视网膜有散在的出血斑，呈深红色，下方及颞下方周边部视网膜可见鲜红色出血。C ~ E. OCT 显示黄斑全层裂孔，下方外层视网膜萎缩；黄斑颞下方附近的视网膜神经上皮层局部脱离，其下可见中等信号团块，提示有积血

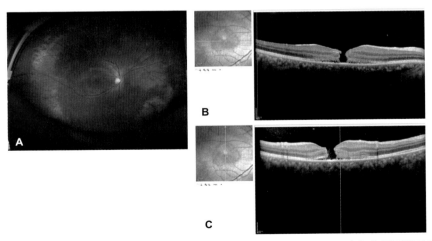

图 9-3-2 患者，男，45 岁，马踢伤。A. 右眼超广角彩色眼底照相显示周边部位视网膜呈黄白色改变，提示视网膜震荡伤。B、C. OCT 显示黄斑区呈全层裂孔，外层视网膜层次不清，反射增强

（郭晋波　冯　健）

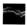

参考文献

[1] 赵玥, 刘剑, 姚进. 光学相干断层扫描血管成像在脉络膜裂伤中的诊断价值. 国际眼科杂志, 2020, 20(2):398-400.

[2] 李士清, 牛超, 王志立, 等. 红外自发荧光与相干光断层扫描在后极部脉络膜裂伤应用. 中国实用眼科杂志, 2014, 32(11):1338-1341.

[3] 伍继光, 廖辉. 脉络膜裂伤合并视网膜下出血. 中华眼科杂志, 2013, 49(6):563.

[4] 刘利莉, 郭冉阳, 付文丽, 等. 脉络膜裂伤的光相干断层扫描检查. 中华眼底病杂志, 2009, 25(3):220-222.

[5] 周辉, 王光璐, 汪东生, 等. 外伤性黄斑全层裂孔的OCT观察. 中国实用眼科杂志, 2008, 26(11):1271-1273.

[6] 黄花梅. 视网膜震荡与挫伤17例临床分析. 国际眼科杂志, 2005, 5(4):804-805.

[7] 付文丽, 刘利莉, 郭冉阳, 等. OCT检查在外伤性黄斑裂孔中的应用. 国际眼科杂志, 2017, 17(12):2348-2350.

[8] 刘利莉, 郭冉阳, 付文丽, 等. 外伤性黄斑裂孔的频域光相干断层扫描观察. 国际眼科杂志, 2012, 12(2):295-297.

[9] 高永峰, 郭希让, 孔众. 外伤性黄斑裂孔的光学相干断层成像特征. 中国实用眼科杂志, 2002, 20(11):822-823, 888.

[10] 龚颂建, 林嘉, 吴爱玉. 应用光学相干断层扫描仪对外伤性黄斑孔转归的观察. 眼外伤职业眼病杂志, 2008, 30(3):235-236.

[11] 李凤鸣, 谢立信. 中华眼科学. 3版. 北京：人民卫生出版社, 2014.

第十章　病理性近视的眼底改变

　　近视（myopia）是指眼在休息状态下，从无限远处来的平行光，经过眼的屈光系统折光后在视网膜之前聚焦成焦点，在视网膜上形成不清楚的像。按近视程度，可分轻度近视（<-3.00 D）、中度近视（-3.00 D ~ -6.00 D）和高度近视（>-6.00 D）。近视眼眼底一般常有近视弧、视盘倾斜及豹纹状改变。高度近视又称病理性近视、轴性近视，是以屈光度进行性加深、眼轴不断增长、视网膜脉络膜组织进行性损害引起视功能障碍为特征的一种眼病，多伴有眼后极部的巩膜变薄。许多病理性改变，如后巩膜葡萄肿、Fuchs 斑、色素上皮萎缩、黄斑区视网膜下出血以及脉络膜新生血管膜等，都可导致近视眼的视力减退。

第一节　视盘倾斜

　　概述：由于眼球壁后部向后凸出，视神经斜向进入球内，视盘呈显著的横向或斜向椭圆形，甚至如簸箕状。

　　OCT 图像特征：视盘凹陷变浅，伴神经纤维层反射变薄。

　　病例图示（图 10-1-1）：

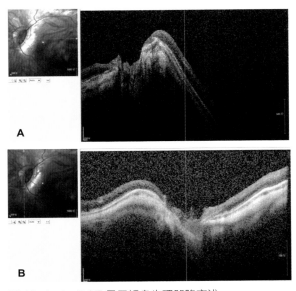

图 10-1-1　OCT 显示视盘生理凹陷变浅

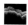

第二节　近视弧

概述：近视弧（myopic conus）的宽窄变异大，有的可达半个视盘直径，一般随眼轴长度增长而加宽，多位于颞侧，位于鼻侧者称反常性近视弧。其内视网膜色素上皮层和脉络膜缺如，有时在白色弧形斑的外侧还有一棕红色弧形斑，其中含脉络膜血管与色素。

OCT 图像特征：视盘颞侧脉络膜组织反射缺失，暴露巩膜呈高反射带。

病例图示（图 10-2-1，10-2-2）：

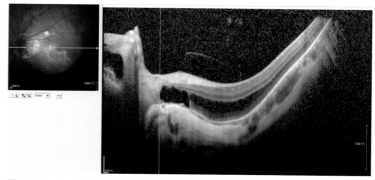

图 10-2-1　OCT 显示视盘颞侧脉络膜和色素上皮层反射光带缺失，暴露巩膜呈高反射带（近视弧形斑），其上相应外层视网膜呈空腔改变

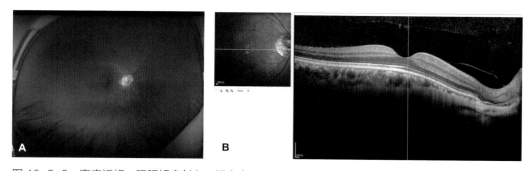

图 10-2-2　高度近视，双眼视盘斜入，视盘旁弧形斑向颞下倾斜。A、D. 图示双眼视盘呈横椭圆形，视盘周围脉络膜萎缩。B、C、E、F. OCT 显示弧形斑处色素上皮层、外节段、椭圆体带甚至外核层都缺如

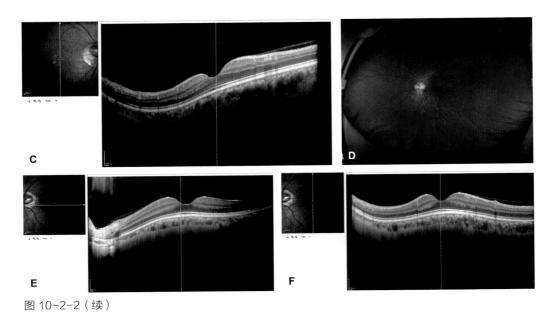

图 10-2-2（续）

第三节　黄斑出血

　　概述：高度近视性黄斑出血是导致视力严重下降的重要因素，黄斑出血可由两类不同的病变引起。一类是单纯性高度近视性黄斑出血，发生机制可能是随着眼轴的增长，玻璃膜裂开的同时牵拉其下的脉络膜毛细血管，使之破裂出血，血液进入玻璃膜和色素上皮层之间而形成圆形外观。随着时间延长，出血吸收，脉络膜毛细血管和玻璃膜破裂处的色素上皮层发生萎缩并被纤维组织填充，从而出现黄白色的漆样裂纹，故又称为漆裂纹性黄斑出血，视力预后较好。另一类是由脉络膜新生血管引起的出血，也是高度近视性黄斑出血的主要类型，视力预后较差（详见本章第八节）。

　　OCT 图像特征：视网膜层间局限性团状高反射（黄斑出血）信号，RPE 层光带基本未见中断，伴随视网膜下新生血管，表现为相应部位视网膜神经上皮层水肿、脱离；视网膜下可见团状中等反射，与色素上皮层相连，早期边界不清，后期边界清晰。

　　病例图示（图 10-3-1）：

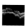

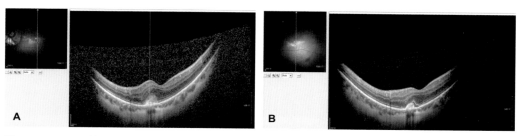

图 10-3-1 A. 外层视网膜可见局限性团状高反射（黄斑出血）信号，边界欠清，色素上皮（RPE）层反射光带未见明显中断。B. 近 1 个月后，相同部位视网膜层间出血吸收，边界变得较前清楚，病变反射略增强，相应椭圆体带缺失或呈弯曲状

第四节　后巩膜葡萄肿

概述：高度近视时，眼球后段巩膜过度延伸，后极部可发生局限性扩张，形成后巩膜葡萄肿（posterior scleral staphyloma）。后巩膜葡萄肿底部的屈光度与其边缘部相差颇大，这种屈光度的差异是诊断后巩膜葡萄肿的一个重要依据。

OCT 图像特征：球壁弧度不规则，视网膜脉络膜组织反射变薄，常伴随视网膜劈裂。

病例图示（图 10-4-1，10-4-2）：

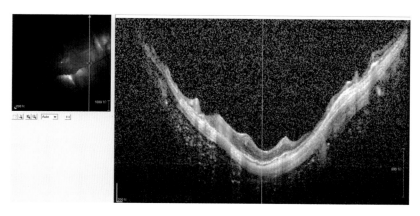

图 10-4-1　OCT 显示黄斑区鼻下方球壁向后局限性扩张，形成后巩膜葡萄肿，视网膜、脉络膜不均匀萎缩变薄，巩膜反射信号增强

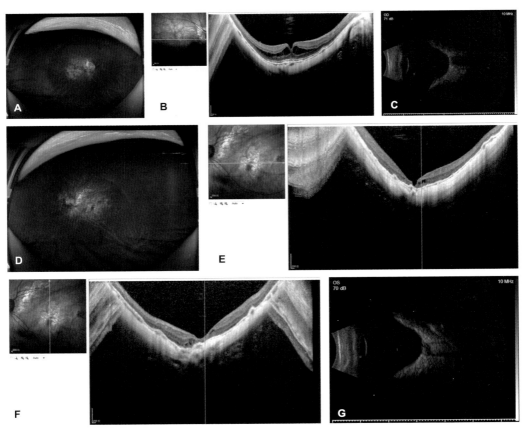

图 10-4-2　A、D. 超广角彩色眼底照相显示双眼后极部视网膜呈黄白色豹纹状改变。B、E、F. OCT
显示后极部视网膜、脉络膜广泛不均匀变薄，巩膜反射增强，球壁弧度不规则；右眼黄斑区视网膜外丛
状层与外核层分离劈裂，左眼黄斑区视网膜神经上皮层几乎消失。C、G. 双眼 B 超可见眼球延长，球
壁弧度明显增大

第五节　色素上皮层和脉络膜紊乱

　　概述：近视眼因脉络膜弥漫性萎缩，毛细血管层及中血管层血管减少或消失，
RPE 层和脉络膜变薄，橘红色大血管层血管暴露，使眼底呈豹纹样改变（tessellated
fundus）。高度近视眼的色素上皮（RPE）层和脉络膜显著萎缩变薄，表现为广泛
的不规则、多发或孤立的黄白色区，其分隔边界清晰，可有色素聚集。

　　OCT 图像特征：视网膜色素上皮层和脉络膜不均匀萎缩变薄，暴露巩膜呈强
反射信号，色素上皮层不平整。

　　病例图示（图 10-5-1，10-5-2）：

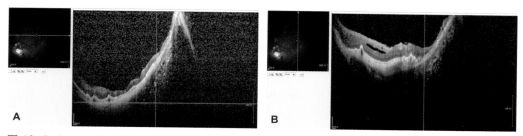

图 10-5-1 A、B. OCT 显示视网膜色素上皮层和脉络膜反射光带不均匀萎缩变薄,且不平整

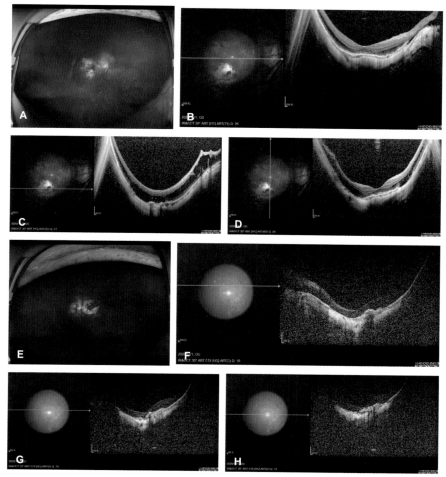

图 10-5-2 A. 右眼超广角彩色眼底照相显示屈光间质混浊,所见视网膜呈豹纹状,黄斑周围可见黄白色视网膜脉络膜萎缩灶,中间杂色素斑块。B ~ D. OCT 显示右眼黄斑区下方视网膜劈裂,色素上皮层局部增厚、隆起。E. 左眼彩色眼底照相显示黄斑区类圆形黄白色视网膜脉络膜萎缩灶,中间夹杂色素增生。F ~ H. OCT 显示左眼黄斑区外层视网膜增厚,呈强反射斑块状聚集,斑块状病灶后可见反射信号衰减影

第六节　漆裂纹

概述：漆裂纹表现为很细的线形、星形或网状且粗细不规则的黄白色条纹。高度近视眼黄斑萎缩，玻璃膜破裂，形成类似旧漆器上的裂纹，故称漆裂纹样损害（lacquer cracks）。可继发视网膜下或脉络膜新生血管，并发黄斑区视网膜下出血。

OCT图像特征：黄斑区色素上皮层光带增厚、隆起，玻璃膜不连续。

病例图示（图10-6-1，10-6-2）：

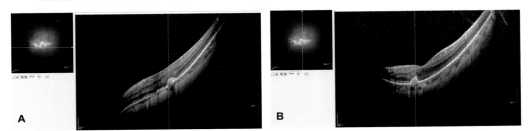

图10-6-1　A、B. OCT显示黄斑区色素上皮层光带增厚、隆起，玻璃膜出现破裂、不连续

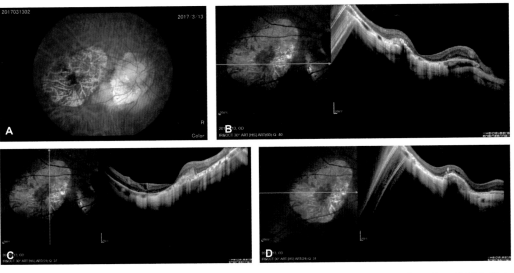

图10-6-2　A. 超广角彩色眼底照相显示右眼黄斑区边界清楚的色素减淡区，其间可见网状脉络膜大血管，近中心区色素增生，视盘旁大范围视网膜脉络膜萎缩弧。B～D. OCT显示色素减淡区域外层视网膜和相应脉络膜大范围萎缩，巩膜反射增强，中央色素浓密区域的外层视网膜呈团状隆起强反射，色素上皮层和玻璃膜局部不连续

第七节 Fuchs 斑

概述：Fuchs 斑是指病理性近视眼底后极部（特别是黄斑部）视网膜下的黑色斑块，伴严重的中心视力损害。Fuchs 斑处视网膜下脉络膜新生血管反复出血、机化，并刺激局部视网膜色素上皮层增生和迁移。 Fuchs 认为黑斑是色素上皮层细胞的增殖。Gass 认为 Fuchs 斑的形成与急性出血性色素上皮脱离和视网膜色素上皮细胞增殖有关。

OCT 图像特征：视网膜神经上皮层下出现边缘锐利的团块状高反射信号。

病例图示（图 10-7-1，10-5-2）：

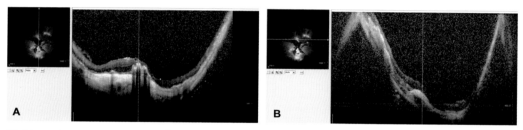

图 10-7-1 A、B. OCT 显示黄斑区视网膜神经上皮层外层出现边缘锐利的团状高反射信号，无视网膜层间积液，系脉络膜新生血管膜（CNV）的机化瘢痕

第八节 视网膜下或脉络膜新生血管膜

概述：视网膜下或脉络膜新生血管膜可发生在多种眼底病变（如炎症及变性）的基础上；在高度近视眼，黄斑出血和 Fuchs 斑可被看作是中心凹下脉络膜新生血管形成的不同进程。位于中心凹下的脉络膜新生血管膜是病理性近视眼的临床特点。脉络膜新生血管膜是高度近视主要的致盲原因之一，典型表现为小的、扁平状、浅灰色视网膜下病变，可伴或不伴出血，位于黄斑下或接近黄斑。

OCT 图像特征：外层视网膜出现中高反射信号，伴随视网膜神经上皮层局部水肿、出血、脱离；色素上皮层反射带增厚、隆起，出现连续性破坏。

病例图示（图 10-8-1 ~ 10-8-3）：

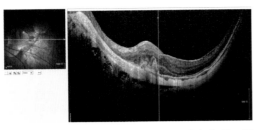

图 10-8-1　OCT 显示黄斑区视网膜内出现不规则的中高反射信号，色素上皮（RPE）层光带增厚、隆起，出现连续性破坏，视网膜层间水肿

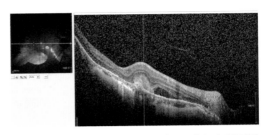

图 10-8-2　OCT 显示黄斑区视网膜内出现不规则的中高反射信号，色素上皮（RPE）层反射光带增厚、隆起，出现连续性破坏，伴神经上皮层脱离

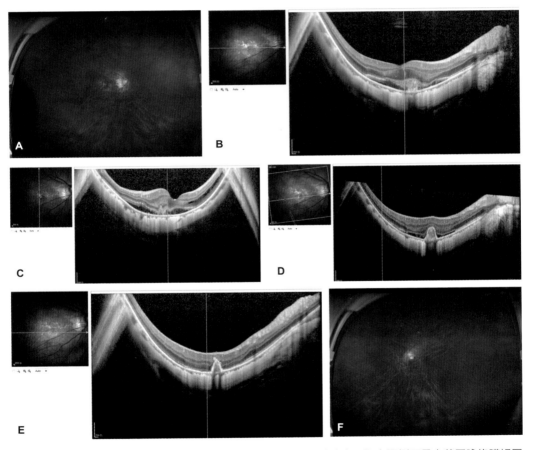

图 10-8-3　A、F. 超广角彩色眼底照相显示双眼眼底呈豹纹状改变，视盘颞侧可见大范围脉络膜视网膜萎缩弧。B、C. OCT 显示右眼黄斑区视网膜神经上皮层与色素上皮层之间一中等反射信号团，边界不清，邻近神经上皮层发生浆液性脱离。D. 玻璃体腔注射抗 VEGF 1 周后，OCT 显示团状信号局限，边界变得清晰，附近神经上皮层脱离减轻。E. 近 3 个月后复查，病灶发生纤维化，呈强反射信号，附近神经上皮层脱离复位

第九节 视网膜劈裂

概述：视网膜劈裂多发生于合并后巩膜葡萄肿的病理性近视者，表现为不同层次和不同范围的劈裂，多位于神经纤维层或外丛状层。当玻璃体牵拉持续存在时，可发生继发性黄斑裂孔。

OCT 图像特征：视网膜神经上皮层分裂为内、外两层，两层之间见柱状或网状反射桥接。视网膜劈裂分为 2 种类型：内层劈裂和外层劈裂。内层劈裂常位于神经纤维层，尤其是大血管附近；外层劈裂者相应色素上皮层前可见薄的神经上皮层组织残留。

病例图示（图 10-9-1 ~ 10-9-4）：

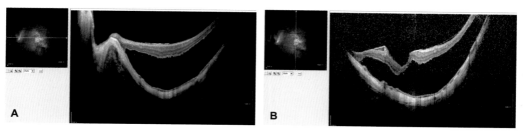

图 10-9-1　A、B. OCT 显示视网膜神经上皮层与色素上皮层分离，色素上皮层前隐约可见部分视网膜神经上皮层组织残留，属于外层劈裂

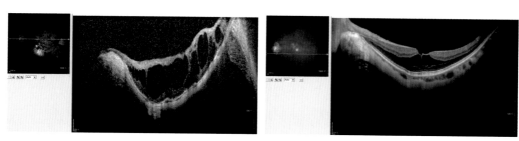

图 10-9-2　OCT 显示外层视网膜组织劈裂，两层中间见柱状或网状反射组织桥接

图 10-9-3　OCT 显示视网膜外丛状层与外核层分离，两层中间见柱状或网状反射组织桥接

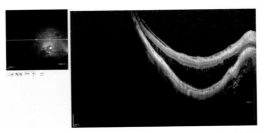

图 10-9-4　OCT 显示视网膜外核层劈裂，其间可见丝状桥接

（郭晋波）

参考文献

[1] 刘利莉, 金芳, 郭冉阳, 等. 眼底血管样条纹. 中华眼科杂志, 2012, 48(7):648.

[2] 彭梦颖, 周琼. 病理性近视黄斑病变的研究进展. 国际眼科杂志, 2021, 21(2):248-252.

[3] 陈彦茹, 黎晓新, 李明翰. 病理性近视引起视力下降的影像学病因分析. 中华实验眼科杂志, 2021, 39(6):528-533.

[4] 孙晓东, 徐娴. 病理性近视眼黄斑新生血管及其相关黄斑萎缩的早期诊断和治疗. 中华眼科杂志, 2021, 57(6):477-480.

[5] 李姣, 张小燕, 原越, 等. 病理性近视并发黄斑裂孔玻璃体切除联合内界膜剥除术后疗效分析. 国际眼科杂志, 2021, 21(4):707-710.

[6] 魏文斌, 董力. 重视病理性近视眼的眼底并发症提升病理性近视眼综合防治水平. 中华眼科杂志, 2021, 57(6):401-405.

[7] 茹月, 师燕芸. 超广角眼底成像在病理性近视周边视网膜形态改变中的诊疗价值. 中国药物与临床, 2021, 21(19):3277-3280.

[8] 王一益, 林珏, 张日炎, 等. 基于扫频光源光学相干断层成像观察病理性近视眼脉络膜厚度和血管变化. 中华眼视光学与视觉科学杂志, 2021, 23(3):171-178.

[9] 聂芬, 欧阳君怡, 罗丽佳, 等. 病理性近视后巩膜葡萄肿的研究进展. 中华眼底病杂志, 2020, 36(12):977-982.

[10] 陶继伟, 王辰茜, 沈丽君, 等. iOCT在病理性近视黄斑病变手术中的应用. 中华眼视光学与视觉科学杂志, 2020, 22(6):415-420.

[11] 安广琪, 戴方方, 金学民, 等. 联合应用光相干断层扫描和三维磁共振成像对病理性近视视网膜劈裂与后葡萄肿关系的初步研究. 中华眼底病杂志, 2020, 36(10):777-782.

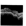

[12]　顾操, 沈炜, 孙伟峰, 等. 病理性近视不同机制黄斑出血的临床观察. 中国眼耳鼻喉科杂志, 2019, 19(6):414-417.

[13]　黑凯文, 张珑俐, 柯屹峰, 等. 病理性近视脉络膜新生血管的诊断和治疗. 临床眼科杂志, 2019, 27(2):186-190.

[14]　周彦萍, 宋珉璐, 袁源智, 等. 病理性近视脉络膜厚度与后巩膜葡萄肿的关联分析. 中国临床医学, 2019, 26(3):471-476.

[15]　王启常, 马菲妍, 彭昕, 等. 病理性近视眼视盘旁脉络膜空腔并黄斑部视网膜脱离一例. 眼科, 2019, 28(3):228-229.

[16]　莫静, 曾司彦, 周海英, 等. 相干光断层扫描血管成像对病理性近视脉络膜新生血管诊断价值的研究. 眼科, 2019, 28(4):265-268.

[17]　王敏, 谢可人, 袁松涛. 计算机辅助光学相干断层扫描探究病理性近视继发的脉络膜新生血管的形态学改变. 南京医科大学学报（自然科学版）, 2019, 39(5):739-741, 755.

[18]　刘维锋, 徐月圆, 袁雪芳, 等. 单纯高度近视和病理性近视患者眼后段结构的形态学改变. 眼科新进展, 2018, 38(12):1153-1156, 1160.

[19]　易彩娇, 王启常. 病理性近视眼后巩膜葡萄肿相关的眼底改变. 国际眼科纵览, 2017, 41(5):295-299.

[20]　刘茜, 李舒茵, 陈晓. 病理性近视眼后巩膜葡萄肿形态与视网膜劈裂关系探讨. 中华眼科杂志, 2017, 53(1):46-52.

[21]　李倩, 陈长征, 苏钰, 等. OCT血管成像术在病理性近视黄斑新生血管病变诊疗中的应用价值. 中华实验眼科杂志, 2016, 34(12):1102-1106.

[22]　何玉萍, 夏慧娟, 樊莹. 病理性近视黄斑劈裂的研究进展. 国际眼科杂志, 2015, 15(1):65-68.

[23]　李静, 薛雨顺, 谢安明. OCT在病理性近视黄斑裂孔诊治中的应用价值. 陕西医学杂志, 2014, 43(7):842-843.

[24]　孙晓东, 周彦萍, 汪枫桦. 病理性近视眼黄斑区的相干光断层扫描图像特征. 中华眼科杂志, 2014, 50(11):877-880.

[25]　王晓霞, 史志洁, 林娜, 等. 光学相干断层扫描在病理性近视黄斑裂孔中的应用. 眼科新进展, 2013, 33(9):876-878.

[26]　石志成, 罗小柳, 刘玉爱. 频域OCT在病理性近视眼黄斑区神经上皮层厚度检测中的分析研究. 中国卫生产业, 2013, 10(14):38-39.

[27] 朱丽, 宋艳萍, 丁琴, 等. 病理性近视黄斑区的光学相干断层扫描图像分析. 中国实用眼科杂志, 2012, 30(4):462-465.

[28] 李泽斌, 陈子林. 光学相干断层扫描在病理性近视黄斑病变中的应用. 医学综述, 2012, 18(10):1575-1577.

[29] 张蕴达, 贾亚丁. 病理性近视继发黄斑部视网膜劈裂的研究进展. 国际眼科纵览, 2011, 35(1):45-48.

[30] 王展峰, 张军军. 病理性近视劈裂眼玻璃体视网膜牵引征的OCT观察. 中国现代医学杂志, 2011, 21(14):1630-1633.

[31] 陶绍武, 杨艺全, 多丽荣. 相干光断层成像对病理性近视黄斑区的临床观察. 临床眼科杂志, 2010, 18(4):318-320.

[32] 赵健, 孙晓东, 陆豪, 等. 病理性近视黄斑出血的眼底特征及光学相干断层扫描分析. 国际眼科杂志, 2010, 10(9):1765-1767.

[33] 楚艳华, 郭海霞, 韩泉洪. 病理性近视视盘及其相关结构的形态学改变. 国际眼科纵览, 2014, 38(3):189-193.

[34] 李凤鸣, 谢立信. 中华眼科学. 3版. 北京: 人民卫生出版社, 2014.

第一节　原发性视网膜色素变性

概述：原发性视网膜色素变性（retinitis pigmentosa，RP）是一种以感光细胞和色素上皮功能进行性丧失为共同表现的遗传性、营养不良性、退行性病变，主要表现为慢性进行性夜盲、视野缺损、视网膜萎缩和视网膜电图异常，最终可导致视力严重下降或失明。本病为遗传性疾病，其遗传方式有 3 种：常染色体显性、常染色体隐性与 X 连锁隐性。其中，以常染色体隐性遗传最多，常染色体显性遗传次之，X 连锁隐性遗传最少。夜盲为本病最早出现的症状，随着年龄的增长而逐渐加重。眼电图 Arden 比值明显降低或熄灭，故眼电图对本病的诊断比视网膜电图更为灵敏。

OCT 图像特征：表现为视网膜层次不清，脉络膜和视网膜色素上皮层弥漫性萎缩变薄，椭圆体带和外节段消失；除黄斑区外，其余视网膜外核层全部或部分萎缩变薄，严重者，黄斑区视网膜亦萎缩。

病例图示（图 11-1-1 ~ 11-1-3）：

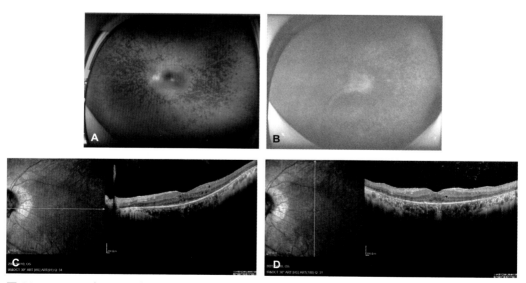

图 11-1-1　A. 左眼可见大量骨细胞样色素增生，视盘蜡黄，视网膜血管纤细，屈光间质混浊，黄斑区看不清。B. 自发荧光显示色素增生处呈低荧光。C、D. 左眼黄斑区视网膜神经上皮层外界膜至外节段模糊不清，黄斑区外核层存在，黄斑以外外界膜至外核层全部萎缩、消失，黄斑区残留部分色素上皮层，其余全部消失

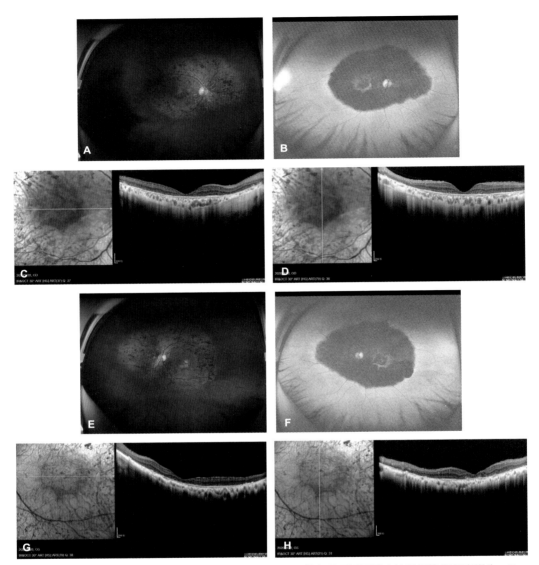

图 11-1-2　A、E. 超广角彩色眼底照相显示双眼视盘及黄斑周围视网膜大片骨细胞样色素增生。B、F. 自发荧光检查显示色素增生区域呈黑色无荧光区。C、D、G、H. OCT 显示双眼视网膜外核层至色素上皮层广泛萎缩，部分内核层也萎缩

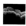

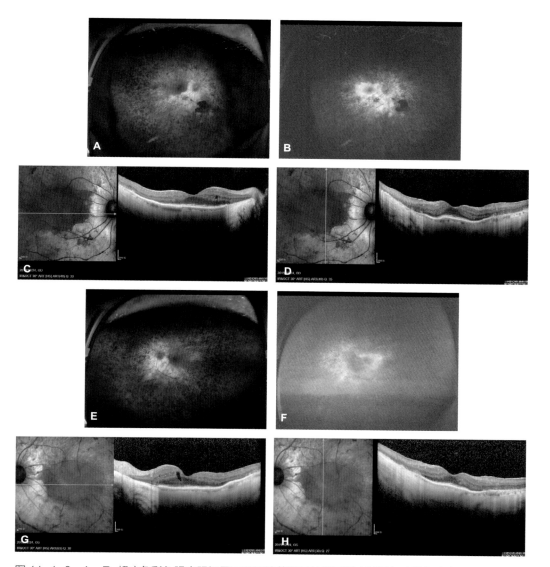

图 11-1-3　A、E. 超广角彩色眼底照相显示双眼除黄斑区外视网膜广泛骨细胞样色素增生。B、F. 自发荧光检查显示色素增生区域呈暗黑色低荧光或无荧光区。C、D、G、H. OCT 显示双眼黄斑区外视网膜外核层至色素上皮层广泛萎缩，部分内核层也萎缩

第二节　白点状视网膜变性

概述：白点状视网膜变性（retinitis punctata albescens，RPA）又称白点状视网膜炎，是一种以眼底圆形或卵圆形的黄白色点状视网膜改变为主要特征的常染色体隐性遗传性疾病，同时有进行性夜盲和视野缩小。该病由 Mooren 在 1882 年首先提出。1910 年，Lauber 将这一病变分为稳定性和进行性两种，将稳定性病变命名为眼底白点症，将进行性病变命名为白点状视网膜变性，后来这一名称被长期沿用。该病发病率较低，具有家族遗传性，也有散发病例。患者多在幼年时发病，双眼对称，可同时伴有视网膜色素变性（RP），即同一患者两眼分别患两种变性或在同一患眼中同时存在两种变性。随着病情的进展，患眼视野缓慢向心性缩窄，视网膜电图 a 波、b 波的振幅降低或熄灭。

OCT 图像特征：白点所在的视网膜椭圆体带和外节段反射减弱或消失。并发视网膜色素变性者，视网膜外核层弥漫性萎缩，椭圆体带、外节段、色素上皮层几乎全部消失。

病例图示（图 11-2-1）：

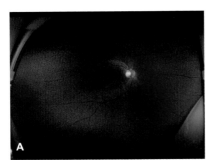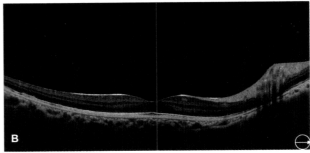

图 11-2-1　A. 超广角彩色眼底照相显示右眼密集的细小白色斑点，视盘、黄斑、血管未见明显异常。B. OCT 显示局部椭圆体带和外界膜反射不连续

第三节　脉络膜萎缩

概述：脉络膜萎缩（choroidal atrophy）常见于高度近视、外伤、眼底各种脉络膜病变、激光治疗视网膜脉络膜病变、能量过度、脉络膜肿瘤光凝或冷冻后，表现为脉络膜变性、变薄，尤其是脉络膜毛细血管层萎缩、消失，大血管层显露，甚至透见白色巩膜层，可为弥漫性或局限性萎缩。常见的有无脉络膜症、回旋状脉络膜

视网膜萎缩、脉络膜毛细血管萎缩。脉络膜毛细血管萎缩包括中央晕轮状脉络膜萎缩、绕视盘型脉络膜萎缩、弥漫性脉络膜毛细血管萎缩，多伴有多形性不规则色素增生。病理性近视性变性的患者可出现黄斑区脉络膜和色素上皮层变薄，脉络膜毛细血管丧失，最终导致脉络膜消失，尤其在后巩膜葡萄肿基底部最为明显。玻璃膜依次经历变薄、分离和破裂过程，在葡萄肿区较明显。

OCT 图像特征：视网膜、脉络膜组织随巩膜局限性向外凹陷，凹陷区内视网膜神经上皮层变薄，视网膜色素上皮层反射不均。病理性近视时表现为神经纤维层和神经节细胞层劈裂，RPE 光带中断，后极部脉络膜萎缩变薄，仅见稀疏的大血管反射，可以凸显巩膜的强反光带。

病例图示（图 11-3-1，11-3-2；另参见图 7-15-2，7-15-4，7-15-7，7-15-8）：

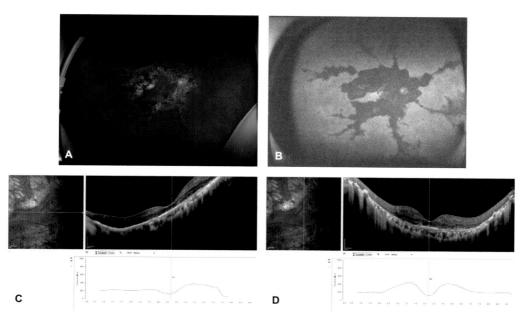

图 11-3-1　A. 超广角彩色眼底照相显示右眼沿静脉血管色素增生，颞上和颞下大血管弓附近及视盘周围色素减淡，透见其下的脉络膜大血管和巩膜组织。B. 自发荧光检查显示病灶区无荧光。C、D. OCT 显示外层视网膜广泛萎缩变薄，色素上皮层大部分缺损，反射不连续，脉络膜血管层变薄

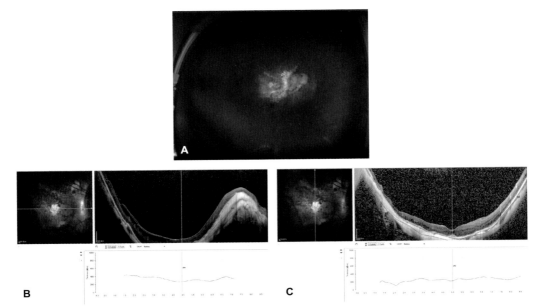

图 11-3-2　A. 超广角彩色眼底照相显示右眼呈高度近视的眼底改变，视盘及黄斑周围色素减淡，透见其下的脉络膜大血管和巩膜组织。B、C. OCT 显示视网膜和脉络膜广泛不均匀萎缩变薄，可见神经节细胞层劈裂腔，RPE 光带中断，后极部脉络膜明显变薄，仅可见极少的血管壁反光，脉络膜深层可见一条较宽且均质的巩膜强反光带

（李真伟）

参考文献

[1]　任英华, 盛迅伦, 贾沁, 等. 视网膜色素变性和视锥−视杆细胞营养不良患者基因突变频谱分析. 国际眼科杂志, 2021, 21(10):1803-1807.

[2]　刘红丽, 吴继红. 视网膜色素变性的诊断和治疗进展. 中华眼底病杂志, 2021, 37(11):896-900.

[3]　郭震环, 刘晓丽, 杭春玖. OCT联合超广角眼底照相在视网膜色素变性早期诊断的临床应用. 中国医疗器械信息, 2020, 26(22):6-7, 16.

[4]　王云. 右眼视网膜色素变性合并左眼色素性静脉旁视网膜脉络膜萎缩1例. 中国眼耳鼻喉科杂志, 2020, 20(3):251-253.

[5]　张苗, 窦国睿, 王雨生. SD-OCT对原发性视网膜色素变性并发白内障患者行超声乳化联合人工晶状体植入术后视力预后的评估作用. 眼科新进展, 2020, 40(2):136-140.

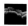

[6] 杨琳, 蔡小军, 柯敏, 等. 视网膜色素变性黄斑区外层视网膜管状结构的OCT特征及临床意义. 临床眼科杂志, 2019, 27(4):304-306.

[7] 徐甄, 李雅琢, 张议文, 等. 青少年视网膜色素变性患者光学相干断层扫描图像与眼底荧光血管造影特征分析. 中国斜视与小儿眼科杂志, 2019, 27(1):23-25.

[8] 范围, 袁容娣. 光学相干断层扫描（OCT）在视网膜色素变性患者白内障手术视力预后判断中的应用. 眼科新进展, 2019, 39(10):961-964.

[9] 王晓光, 刘海军, 张少弛, 等. 视网膜色素变性和视锥-视杆细胞营养不良患者的基因型及临床表型分析. 中华眼底病杂志, 2018, 34(6):526-535.

[10] 王慧, 温晏, 闫丽, 等. 视网膜色素变性患者脉络膜厚度变化及对视功能的影响. 中国基层医药, 2017, 24(5):717-720.

[11] 危文哲. OCT观察视网膜色素变性患者黄斑中心凹厚度变化及黄斑部图像特点. 国际眼科杂志, 2017, 17(6):1171-1173.

[12] 孙雯琦, 李鹏程, 彭冲, 等. 结晶样视网膜色素变性的OCT特点. 广东医学, 2017, 38(12):1838-1841.

[13] 秦学维, 谢学军. 结晶样视网膜色素变性多种影像检测一例. 眼科, 2017, 26(2):83-84.

[14] 杜青, 冯乐, 王方. 视网膜色素变性疾病的OCT表现. 眼科新进展, 2016, 36(4): 374-376.

[15] 罗英子, 张红. OCT在视网膜色素变性临床检查中的应用进展. 中国中医眼科杂志, 2016, 26(4):277-279.

[16] 包力, 王晓悦, 杜采凤, 等. 原发性视网膜色素变性患者全视野视网膜电图及光学相干断层扫描分析. 华西医学, 2016, 31(11):1818-1821.

[17] 张军军. 眼底白症和白点状视网膜变性. 中华眼底病杂志, 1998, 14(1):49.

[18] 杜虹. 白点状视网膜色素变性. 中华眼科杂志, 2012, 48(2):175.

[19] 杨琳, 蔡小军, 柯敏, 等. 视网膜色素变性黄斑区外层视网膜管状结构的OCT特征及临床意义. 临床眼科杂志, 2019, 27(4):304-306.

[20] 肖世禹, 杨柳. 黄斑水肿光相干断层扫描强反射点的机制及意义研究现状. 中华眼底病杂志, 2021, 37(7):572-576.

[21] 潘昕, 于丽, 骆立夫, 等. 色素性静脉旁视网膜脉络膜萎缩一例. 中华眼底病杂志, 2020, 36(10):808-809.

[22] 王建仓, 杜非凡, 田海霞, 等. 色素性静脉旁视网膜脉络膜萎缩伴左眼黄斑缺损一例. 中华眼底病杂志, 2019, 35(1):81-82.

[23] 冉祝亮, 谢学军, 吴盈盈. 色素性静脉旁视网膜脉络膜萎缩一例. 中华眼底病杂志, 2015, 31(2):190-191.

[24] 李娟娟, 黎铧, 张利伟. 原发性脉络膜萎缩临床观察. 中国实用眼科杂志, 2014, 32(3):289-292.

[25] 高新宇, 艾运旗, 朱向丽. 11例回旋形脉络膜萎缩临床特征观察. 中华眼底病杂志, 2013, 29(5):522-523.

[26] 李凤鸣, 谢立信. 中华眼科学. 3版. 北京: 人民卫生出版社, 2014.

[27] Oliveira T L, Andrade R E, Muccioli C, et al. Cystoid macular edema in gyrate atrophy of the choroid and retina: a fluorescein angiography and optical coherence tomography evaluation. Am J Ophthalmol, 2005, 140(1): 147-149. doi: 10. 1016/j. ajo. 2004. 12. 083.

第十二章 视神经的定量检测和盘沿形态分析

第一节 正常视网膜神经纤维层

概述：视网膜神经纤维是神经节细胞的轴突，负责将视觉电信号传递到视觉中枢。正常视网膜神经纤维层在视盘周围呈灰白色、稍混浊、均匀细微的放射状条纹，向周边部逐渐变薄，上、下弓形纤维束处最厚、最清晰，颞侧和鼻侧较薄，不易看清。神经纤维层距离视盘越远，越薄，就越不清楚。视网膜的大血管埋藏于神经纤维间，无赤光眼底照相或红外线检测容易发现，如发丝样规律排列。

OCT 图像特征：视网膜神经纤维层和神经节细胞层在颞上、颞下、鼻上、鼻下、颞侧、鼻侧方位的厚度符合同龄人的正常参考范围，表现为上方和下方神经纤维层最厚，颞侧次之，鼻侧最薄，呈典型的双峰表现。

病例图示（图 12-1-1 ~ 12-1-3）：

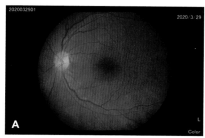

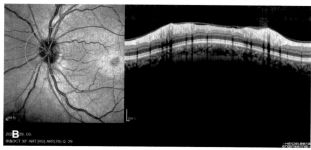

图 12-1-1 男，56 岁。A. 左眼彩色眼底照相显示视盘边界清晰，颜色正常，盘沿完整，颞侧上方和下方可见灰白色发丝样的神经纤维密集分布，鼻侧密度次之。B. OCT 显示上方和下方双峰完整，颞侧和鼻侧厚度正常

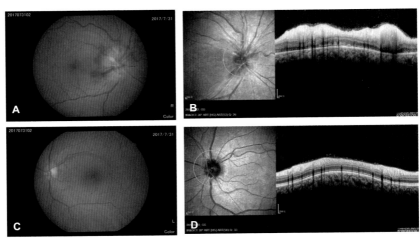

图 12-1-2　患者，女，55 岁。A、B. 右眼彩色眼底照相显示视盘边界不清，伴随表面及周围出血；OCT 显示神经纤维层显著增厚，双峰征较正常显著。B ～ D. 左眼彩色眼底照相显示视盘边界清晰，颜色正常，盘沿完整；OCT 显示上方和下方双峰显著，颞侧和鼻侧厚度正常

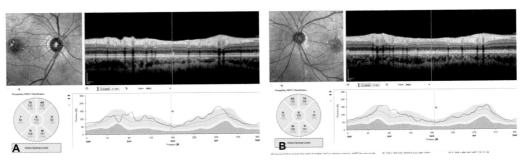

图 12-1-3　患者，女，67 岁。A. OCT 显示右眼上方峰中可见一切迹凹陷，对应红外线眼底照相图像中视盘颞上方的一绺暗区，提示局部神经纤维层缺损。B. 左眼 OCT 显示上方和下方双峰完整，颞侧和鼻侧厚度正常

第二节　视网膜神经纤维层萎缩

视网膜神经纤维层萎缩分为局限性萎缩和弥漫性萎缩。

一、局限性萎缩

概述：在上、下弓形神经纤维束存在暗淡的裂隙或沟，裂隙状缺损可以很窄，但常为多条。神经纤维层萎缩呈耙形或疏发样外观，先是细疏发样，后为稀疏发样，此时常查不出视盘和视野的异常。当裂隙逐渐增宽，形成楔形缺损时，其色调较附近视网膜稍暗，与周围正常视网膜相比，境界分明，易于辨认。楔形缺损是相邻神经纤

维束的局限性损伤，视野常出现局限性盲点。

OCT 图像特征：局部视网膜神经纤维层和（或）神经节细胞层变薄，可以是孤立的点状病灶或局部成片，位置不定。

病例图示（图 12-2-1）：

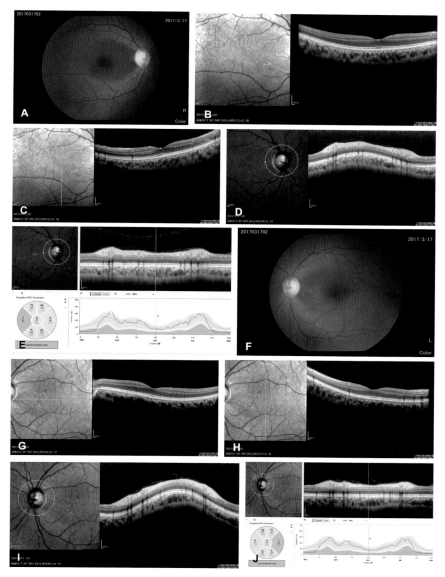

图 12-2-1　患者，女，31 岁。A、F. 双眼彩色眼底照相显示视盘颞侧颜色苍白，生理凹陷大，上、下盘沿有切迹，血管向边缘移位，颞侧盘沿变窄，颜色淡，颞侧血管弓以内层视网膜颜色发暗，上方和下方神经纤维正常区域呈灰白色发丝样。B ～ E、G ～ J. 双眼 OCT 显示颞侧围绕黄斑区的神经纤维层显著变薄，几乎消失

二、弥漫性萎缩

概述：神经纤维层弥漫性变薄是青光眼较常见的早期改变，亦可见于中央动脉阻塞、视神经缺血、视神经炎等。轻度弥漫性神经纤维层萎缩使血管第一分支裸露，可以清楚地看到血管壁；中度和重度萎缩时可看清更小的血管，上、下弓形区视网膜相对较暗的区域为弥漫性萎缩区。

OCT 图像特征：视网膜神经纤维层和（或）神经节细胞层广泛萎缩变薄。

病例图示（图 12-2-2）：

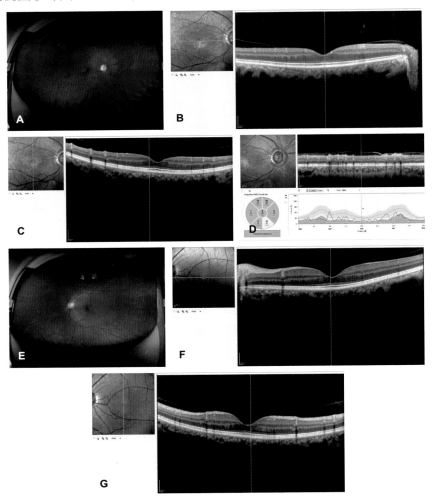

图 12-2-2　患者，男，56 岁。A ～ D. 右眼彩色眼底照相显示视盘呈蜡黄色；OCT 显示视网膜神经纤维层广泛萎缩变薄，表面血管较正常突兀；视盘扫描显示神经纤维全部萎缩变薄，上方和下方双峰征消失。E ～ G. 左眼视盘呈蜡黄色，黄斑区未见明显异常；OCT 扫描未见明显异常反射

第三节　青光眼盘沿的形态分析

　　概述：盘沿（rim）形态分析是指观测不同象限盘沿的宽度变化。患有青光眼时，视神经病理改变的部位在盘沿。正常眼的盘沿形态特点是下方盘沿最宽，上方盘沿次之，鼻侧盘沿较窄，颞侧盘沿最窄，此为"ISNT 法则"。正常眼盘沿宽度曲线的特点是上方和下方形成双峰。正常视盘上方和下方盘沿宽度大于其鼻侧。青光眼视盘盘沿丢失最早，多从颞下方或颞上方盘沿开始，然后颞侧盘沿丢失，最后鼻侧盘沿丢失。

　　OCT 图像特征：盘沿较窄的部位或有切迹处的神经纤维层和（或）神经节细胞萎缩变薄。

　　病例图示（图 12-3-1 ～ 12-3-6）：

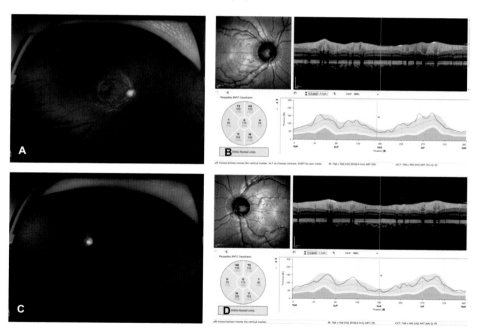

图 12-3-1　患者，男。A、B. 彩色眼底照相显示右眼视盘的生理凹陷大，颜色苍白。视盘 OCT 显示神经纤维厚度正常。C、D. 左眼正常

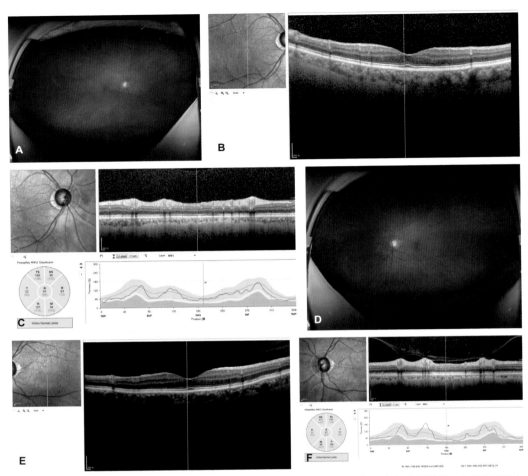

图 12-3-2 患者，男，81 岁。A ~ C. 右眼屈光间质混浊，视盘及黄斑未见明显异常；OCT 显示上方峰顶有切迹，反映局部神经纤维层变薄。D ~ F. 左眼彩色眼底照相显示视盘颜色蜡黄，生理凹陷较大并偏向鼻侧；视盘扫描显示上方峰顶有切迹，鼻侧神经纤维层变薄

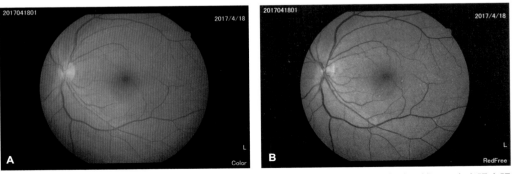

图 12-3-3 患者，女。A、B. 彩色眼底照相显示左眼视盘上方局部有一楔形发暗区域，无赤光眼底照相显示暗区神经纤维缺如

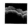

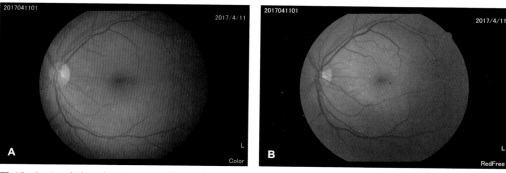

图 12-3-4 患者，女。A、B. 彩色眼底照相显示左眼视盘上方局部有一条状发暗区域，无赤光眼底照相显示暗区神经纤维缺如

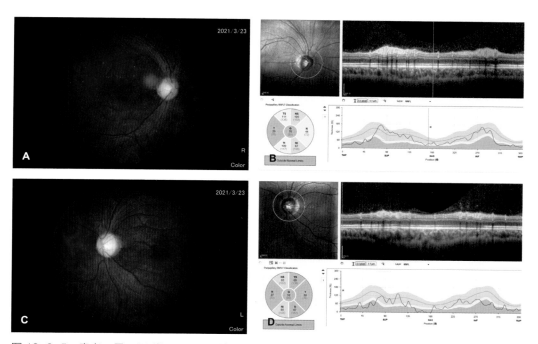

图 12-3-5 患者，男，21 岁。A、C. 彩色眼底照相显示双眼视盘色泽苍白，颞侧显著，上方和下方清晰可见神经纤维层呈稀梳发样，其间有多发性缺失，颞侧神经纤维层组织明显缺失，清晰透见其下脉络膜组织呈暗红色反光，左眼鼻侧也发生同样的改变。B、D. 双眼 OCT 显示颞侧和鼻侧神经纤维层明显变薄

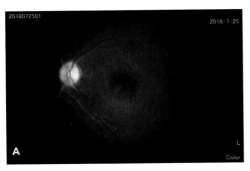
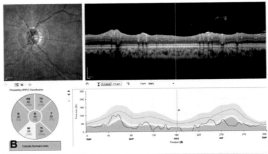

图 12-3-6　患者，男，35 岁。A. 左眼彩色眼底照相显示视盘色泽苍白，周围只残留少部分灰白色神经纤维层，透见其下呈明暗红色泽的脉络膜；由于神经纤维层广泛消失，视网膜中央动静脉血管凸出于视网膜表面，显得格外突兀。B. OCT 显示神经纤维层广泛萎缩变薄

（王占平）

参考文献

[1]　胡依博, 沈策英, 张培. 光学相干断层扫描仪检测视网膜神经纤维层厚度在慢性原发性闭角型青光眼早期诊断中应用. 山西医药杂志, 2021, 50(10):1630-1632.

[2]　李开明, 徐曼华, 周娟, 等. Cirrus HD-OCT检测视网膜神经纤维层厚度在原发性慢性闭角型青光眼诊断中的应用. 当代医学, 2019, 25(33):163-164.

[3]　边领斋. 光学相干断层扫描测量视网膜神经纤维层厚度及视盘参数在青光眼早期诊断中的应用价值. 中国误诊学杂志, 2019, 14(4):151-153.

[4]　霍妍佼, 郭彦, 王怀洲, 等. 正常成年人年龄相关性视盘周围视网膜神经纤维层厚度变化及影响因素. 中华眼视光学与视觉科学杂志, 2019, 21(1):35-39.

[5]　林晨, 马莉, 鹿俊俊, 等. 不同区域视网膜神经纤维层厚度与年龄的相关性研究. 眼科新进展, 2018, 38(8):758-761.

[6]　沈婷, 程瑜, 杨子建, 等. SS-OCT检测PACG患者视网膜神经纤维层厚度及视盘参数的价值. 国际眼科杂志, 2018, 18(9):1652-1655.

[7]　戈严. OCT测量正常人与原发性开角型青光眼视网膜神经纤维层厚度的研究. 国际眼科杂志, 2018, 18(6):1081-1084.

[8]　林晨, 叶秋英, 李康, 等. 频域OCT在不同扫描半径下测量视网膜神经纤维层厚度的可重复性研究. 汕头大学医学院学报, 2018, 31(2):62, 101-103.

[9]　王伟伟, 王怀洲, 刘建荣, 等. 频域OCT测量高度近视黄斑区视网膜神经节细胞复合

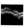

体厚度及视盘周围视网膜神经纤维层厚度. 中华眼视光学与视觉科学杂志, 2017, 19(12):720-726.

[10] 王昱蘅, 李明. 视网膜神经纤维层厚度与神经系统疾病. 医学与哲学：B, 2016, 37(6): 56-58.

[11] 李梅, 魏世辉, 曹锐利, 等. 正常人双眼视网膜神经纤维层厚度及对称性分析. 解放军 医学院学报, 2016, 37(8):858-863.

[12] 隋丹丹, 胡琦, 杨帆, 等. 超高度近视眼视网膜神经纤维层厚度光学相干断层扫描的 临床研究. 中国斜视与小儿眼科杂志, 2016, 24(1):26-29.

[13] 方廷兵, 严浩, 李惠英. OCT定量检测对糖尿病白内障患者视网膜神经纤维厚度的价 值. 国际眼科杂志, 2016, 16(4):709-711.

[14] 王润生, 杜善双, 吕沛霖, 等. 前部缺血性视神经病变视盘颜色、视功能及盘周神经 纤维厚度的随访分析. 眼科学, 2012, 1(1):1-4.

[15] 邢潇英. 近视人群视盘旁神经纤维层厚度和视盘形态学相关性研究. 国际眼科杂志, 2019, 19(12):2084-2087.

[16] 何文静, 曾思明. 黄斑区神经节细胞复合体厚度、乳头旁神经纤维层厚度及视野在 青光眼诊断中的应用价值探讨. 中国实用医药, 2018, 13(34):38-40.

[17] 许畅, 毛晓春. 基于视网膜神经纤维层厚度及神经节细胞复合体诊断POAG的效能分 析. 国际眼科杂志, 2016, 16(10):1886-1890.

[18] 樊冬生, 郭慧敏, 陈子林. 应用OCT检测儿童及青少年正常视网膜神经纤维层厚度. 眼科新进展, 2015, 35(1):63-66.

[19] 李莉, 李敏, 曾思明, 等. 应用3D OCT测量中老年人正常眼视网膜神经纤维层厚度. 国际眼科杂志, 2015, 15(11):1999-2002.

[20] 谢静, 王辉, 谢林英. 青光眼视网膜神经纤维层厚度变化及其与视野缺损的相关性. 眼科新进展, 2015, 35(12):1163-1165, 1169.

[21] 李泽斌, 陈子林, 陈莉莉. Cirrus HD OCT检测近视眼视网膜神经纤维层厚度的研究. 国际眼科杂志, 2014, 14(5):869-871.

[22] 石志成, 罗小柳, 刘玉爱. OCT在病理性近视眼视盘神经纤维层厚度检测中的应用. 国际眼科杂志, 2014, 14(6):1100-1102.

[23] 张琪, 廖琼, 白莲. 白内障对OCT视网膜神经纤维层厚度测量影响的初步分析. 临床 眼科杂志, 2014, 22(2):97-102.

[24] 张玉明, 王芳芳, 黄海, 等. 应用 OCT 测量13～18岁国人正常眼视网膜神经纤维层厚

度. 国际眼科杂志, 2014, 14(4):621-624.

[25] 赵桂玲, 庞燕华, 王秀琴, 等. OCT 3D模式扫描青年人视盘及视网膜神经纤维层厚度的研究. 眼科新进展, 2014, 34(4):349-351.

[26] 向金明, 郑琦, 许燕红, 等. Cirrus HD-OCT检测视盘旁视网膜神经纤维层厚度的可重复性研究. 中国中医眼科杂志, 2014, 24(4):262-265.

[27] 陆炯, 孟逸芳, 邢茜, 等. OCT检测视盘形态及视网膜神经纤维层厚度在开角型青光眼早期诊断中的应用. 眼科新进展, 2014, 34(9):860-863.

[28] 李月华, 焦剑, 张孝生, 等. 早期青光眼不同类型视盘视网膜神经纤维层厚度分析. 眼科新进展, 2014, 34(12):1154-1156, 1160.

[29] 徐峻, 吴志兵, 查登玲. 正常人视盘周围不同直径的神经纤维层厚度测量. 临床眼科杂志, 2013, 21(5):385-388.

[30] 彭燕一, 张玉明, 曾新生, 等. 光学相干断层扫描在测量8～12岁国人正常眼视网膜神经纤维层厚度中的应用. 眼科新进展, 2013, 33(11):1046-1049.

[31] 潘艳杰, 王保君, 张海涛, 等. 视网膜神经节细胞复合体厚度与神经纤维层厚度的相关性以及在青光眼诊断中的意义. 眼科新进展, 2013, 33(9):843-846.

[32] 田润, 李晓亮, 梅妍, 等. OCT检测视网膜神经纤维层厚度误诊分析. 中国实用眼科杂志, 2012, 30(12):1512-1514.

[33] 闵红波, 刘小红, 花雷, 等. 近视对OCT测量视网膜神经纤维层厚度的影响. 眼科新进展, 2012, 32(12):1145-1147.

[34] 刘哲, 瞿佳, 孙传宾, 等. 相干光断层扫描检测Leber遗传性视神经病变视网膜神经纤维层厚度改变. 中华眼科杂志, 2012, 48(10):888-892.

[35] 曲申, 荣翱. SD-OCT测量视网膜神经纤维层厚度在青光眼诊断中的应用. 眼科新进展, 2011, 31(7):698-700.

[36] 熊小艳, 毛新帮, 王婵婵, 等. 视网膜神经纤维层厚度与糖尿病视网膜病变程度的相关性研究. 眼科新进展, 2011, 31(5):438-440.

[37] 王晓贞, 李树宁, 吴葛玮, 等. 频域OCT视盘形态及神经纤维层厚度参数在青光眼诊断中的作用. 中华实验眼科杂志, 2011, 29(9):820-824.

[38] 田润, 唐罗生, 梅妍, 等. OCT不同扫描模式在检测视网膜神经纤维层厚度中的应用. 眼科新进展, 2010, 30(11):1039-1042.

[39] 赵洁, 贺冰, 高怡红. OCT检测视网膜神经纤维层厚度及视盘参数在青光眼早期诊断应用. 中国实用眼科杂志, 2010, 28(5):450-453.

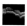

[40] 吴慧娟, 鲍永珍, 任泽钦, 等. 频域光学相干断层扫描在视网膜神经纤维层厚度测量中的应用. 眼科研究, 2010, 28(5):445-449.

[41] 王晓丽, 张海涛. 近视眼视网膜神经纤维层厚度研究. 中国实用眼科杂志, 2009, 27(8):845-847.

[42] 赵军, 胡连娜, 赵宏伟, 等. 频域–OCT观测原发性闭角型青光眼患者视盘形态、视网膜神经纤维层及神经节细胞复合体的临床意义. 眼科新进展, 2014, 34(10):968-971.

[43] 魏红, 王慧博. 视盘形态分析在基层医院原发性开角型青光眼早期诊断中的作用. 国际眼科杂志, 2010, 10(5):955-956.

[44] 张宇燕, 孙兴怀, 叶纹. 生理性大视杯视盘形态结构参数的研究. 中华眼底病杂志, 2008, 24(3):213-216.

[45] 郭娟, 吴玲玲, 肖格格. 大视杯与早期青光眼视盘形态的对比研究. 眼科, 2006, 15(2):119-121.

[46] 王爽, 徐亮. 青光眼视神经损伤进展的视盘形态学危险因素. 国外医学（眼科学分册）, 2004, 28(5):316-319.

[47] 张士胜, 张琼, 王康孙. 视盘大小与青光眼. 中国实用眼科杂志, 2008, 26(6):529-531.

[48] 梁远波, 刘杏, 凌运兰, 等. 青光眼视杯深度变化及其诊断作用的研究. 中国实用眼科杂志, 2006, 24(2):128-131.

[49] 李凤鸣, 谢立信. 中华眼科学. 3版. 北京：人民卫生出版社, 2014.

第十三章 视神经疾病

视神经是中枢神经系统的一部分，视网膜所得到的信息经视神经传送到大脑。最常见的视神经疾病有视盘水肿、前部缺血性视神经病变、视神经炎、视神经萎缩。常见的临床表现为视力障碍、视野缺损，严重者最终导致失明。

第一节　视盘水肿

概述：视盘水肿（papilloedema）是视神经乳头无原发性炎症的被动性充血、水肿，表现为视盘肿胀，呈淡红色，边界不清，常伴出血，是视盘表面毛细血管扩张所致，双侧少见，长期的持续水肿可导致视神经萎缩。

OCT 图像特征：视盘反射光带明显隆起，周围神经纤维层显著增厚，伴随出血、神经上皮层脱离时会有相应表现。

病例图示（图 13-1-1，13-1-2）：

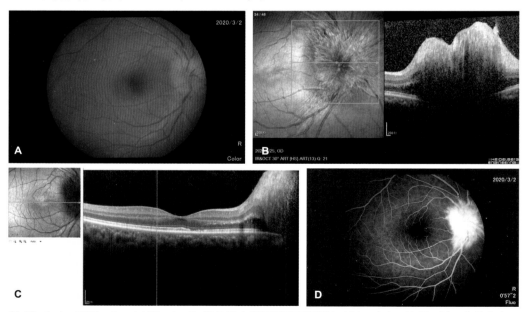

图 13-1-1　患者，女，41 岁。A、F. 彩色眼底照相显示双眼视盘水肿、充血，边界不清，伴随出血，左眼黄斑区及乳斑束可见硬性渗出。B、C、H、I. OCT 显示双眼视盘显著隆起，双眼可见硬性渗出斑，左眼显著。D、E、G、J～L. 荧光素眼底血管造影（FFA）显示视盘毛细血管扩张、荧光素渗漏，视野呈普遍敏感度降低，右眼残留中央管型视野，左眼黑矇

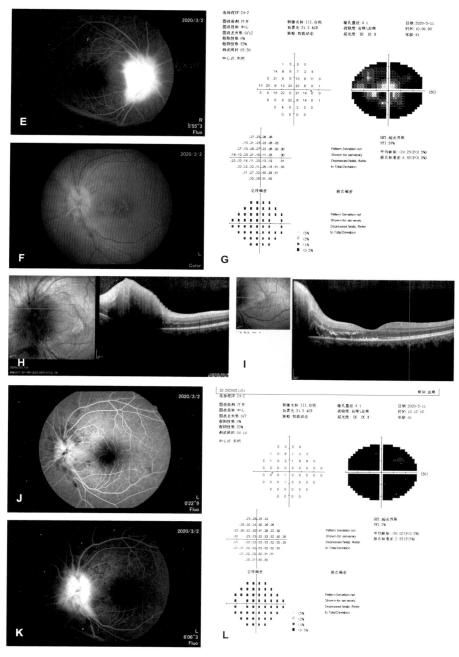

图 13-1-1（续）

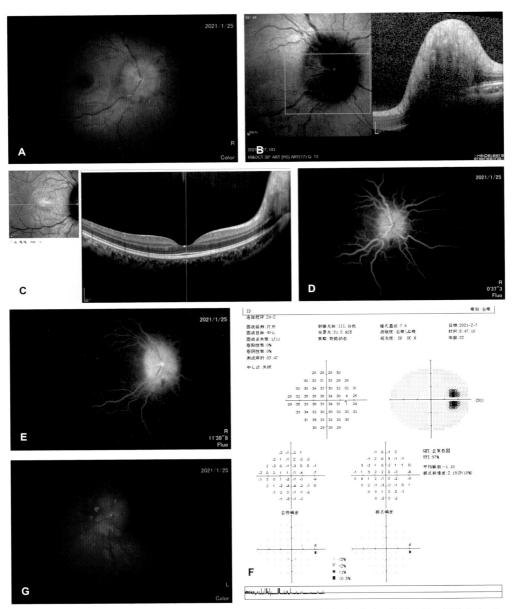

图13-1-2 患者，女，22岁。A、G. 彩色眼底照相显示双眼视盘水肿、充血，边界不清，伴随出血。B、C、H、I. OCT 显示双眼视盘显著隆起。D～F、J～M. 荧光素眼底血管造影显示视盘毛细血管扩张、荧光素渗漏，中央静脉迂曲、扩张，视野表现为双眼生理盲点轻度扩大

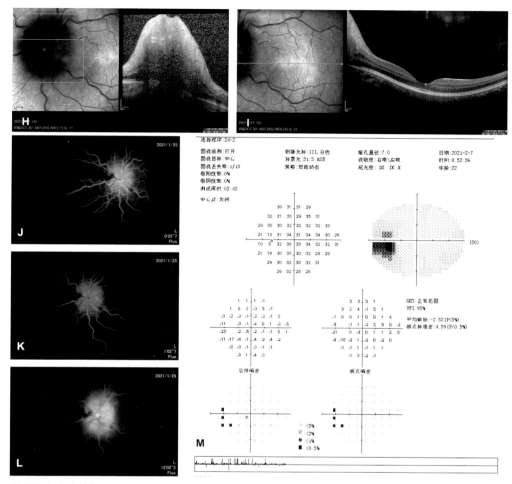

图 13-1-2（续）

第二节 前部缺血性视神经病变

概述：前部缺血性视神经病变（anterior ischemic optic neuropathy，AION）是由供应视盘筛板前区及筛板区的睫状后短动脉血管的分支阻塞导致视盘局部梗死而产生的病变。

OCT 图像特征：视盘的血供特点是分区供应，因此缺血引起的视盘水肿程度不均匀。在行垂直扫描时可见视盘上方与下方反射的隆起度不对称、差异较大；病程较久而合并视神经萎缩时可见神经纤维层厚度变薄；累及黄斑时，可见黄斑水肿或神经上皮层局部脱离。

病例图示（图 13-2-1，13-2-2）：

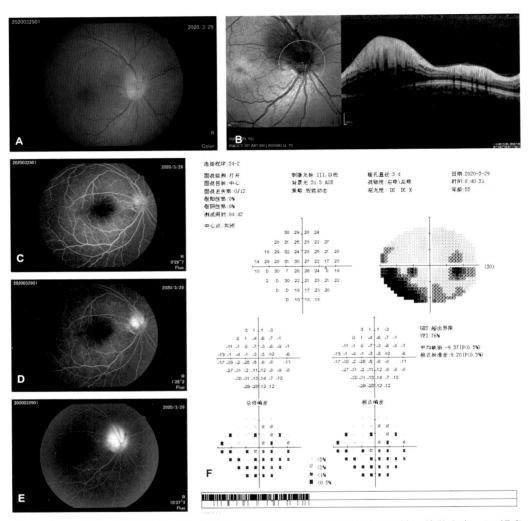

图 13-2-1　患者，男，55 岁。A. 右眼彩色眼底照相显示视盘上方边界不清，伴随出血。B. 视盘 OCT 可见视盘上方视网膜显著隆起。C ～ F. FFA 显示视盘上半部早期充盈迟缓，呈弱荧光，逐渐发生荧光素渗漏，线状出血呈荧光遮挡，视野表现为与生理盲点相连的下半侧视野普遍敏感度降低

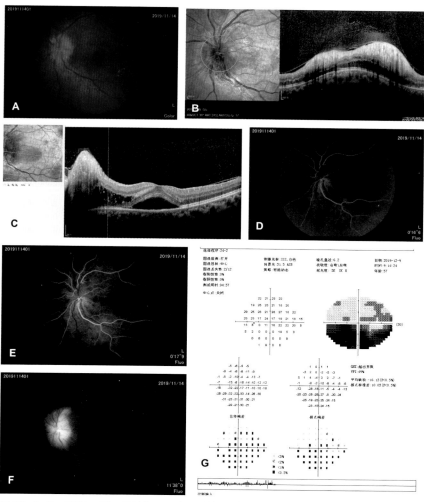

图 13-2-2 患者，男，57 岁。A. 左眼彩色眼底照相显示视盘水肿、边界不清。B、C. 视盘 OCT 可见视盘上方和下方视网膜增厚、隆起，下方显著，视盘颞侧外层视网膜局部劈裂，黄斑区神经上皮层发生浆液性脱离。D～F. FFA 显示视盘上半部早期充盈迟缓，呈弱荧光，逐渐发生荧光素渗漏。G. 视野表现为与生理盲点相连的下半侧视野普遍敏感度降低，几乎呈绝对暗区

第三节　视神经炎

概述：视神经炎（optic neuritis）或视神经乳头炎是视神经任何部位炎症的总称，泛指视神经的炎性脱髓鞘、感染、非特异性炎症。临床上本病分为球内视神经炎和球后视神经炎，前者指视盘炎，后者指球后视神经炎。

OCT 图像特征：视盘反射向前隆起，边界不清，图像的特异性不强。如果炎症波及黄斑区，可见视网膜水肿、渗出，视网膜神经上皮层脱离，以及黄斑囊样水肿。

病例图示（图 13-3-1，13-3-2）：

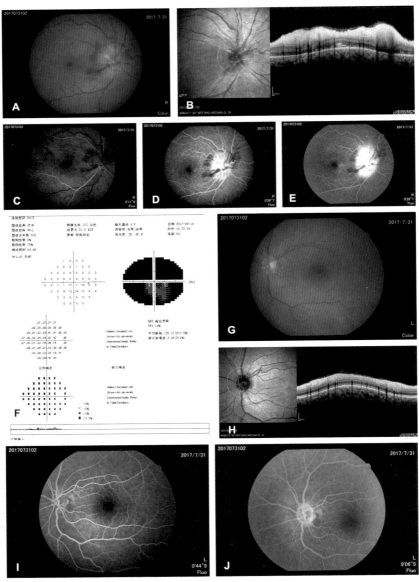

图 13-3-1　患者，女，54 岁。A. 右眼彩色眼底照相显示视盘水肿、边界不清，伴随出血。B. 视盘 OCT 可见视盘及其附近视网膜增厚、隆起。C ~ E. FFA 显示视盘早期充盈迟缓，呈弱荧光，逐渐发生荧光素渗漏。F. 视野表现为右眼视野普遍敏感度降低，大部分呈绝对暗点，残留黄斑旁中心相对暗点。G ~ J. 左眼正常

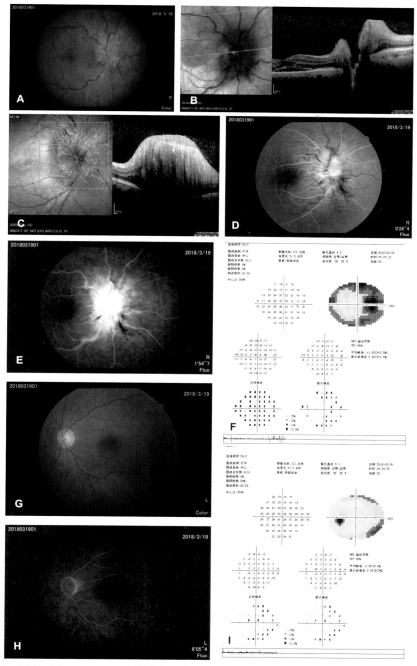

图 13-3-2　患者，男，55 岁。A. 右眼彩色眼底照相显示视盘水肿、边界不清，伴随出血和棉絮斑。B、C. 视盘 OCT 可见视盘及其附近视网膜增厚、隆起，黄斑区神经上皮层出现浆液性脱离。D ~ F. FFA 显示视盘毛细血管扩张，荧光素渗漏；中央静脉迂曲、扩张，荧光素渗漏；视野表现为生理盲点扩大，周边部视敏度降低。G ~ I. 左眼正常

第四节　视神经萎缩

概述：视神经萎缩（optic atrophy）是指任何原因引起视网膜神经节细胞和其轴突发生病变，致使神经节细胞凋亡，神经纤维萎缩、变性的一种形态学改变。本病分为原发性和继发性：前者视盘境界清晰，生理凹陷及筛板可见；后者境界模糊，生理凹陷及筛板不可见。

OCT 图像特征：可表现为局限性萎缩或弥漫性萎缩，相应部位的神经纤维层厚度变薄，神经节细胞正常或减少。青光眼导致者合并视盘生理凹陷加深和扩大，盘沿处神经纤维层明显变薄。

病例图示（图 13-4-1 ~ 13-4-3）：

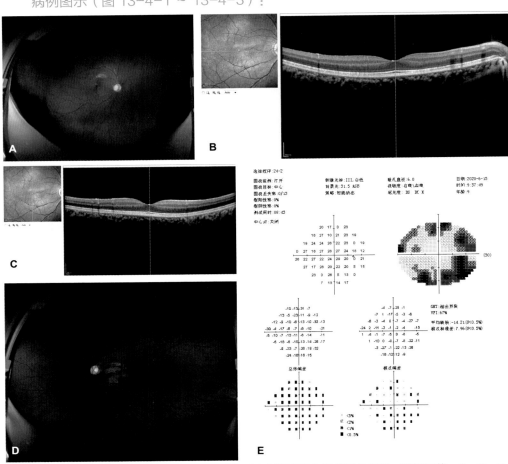

图 13-4-1　患儿，女，9 岁。A、D. 双眼彩色眼底照相表现为视盘颜色蜡黄，颞侧显著。B、C、F、G. OCT 显示双眼视网膜神经纤维层广泛变薄。E. 右眼视野表现为与生理盲点相连的弧形视敏度降低。H. 左眼视敏度普遍降低，残留鼻侧少量敏感度较高区域

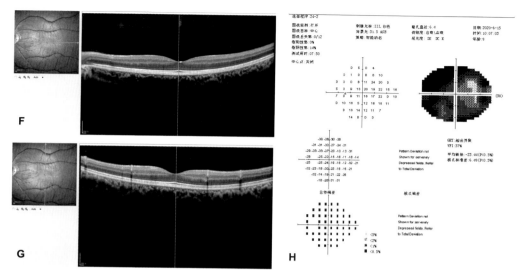

图 13-4-1（续）

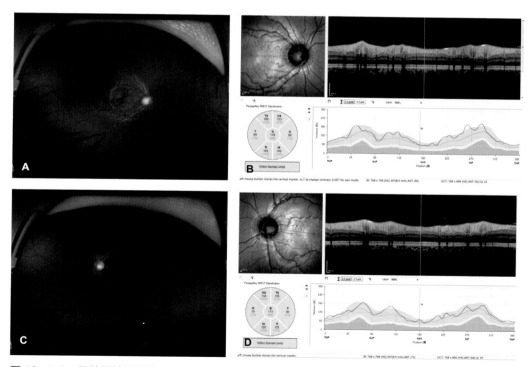

图 13-4-2 假性视神经萎缩。A. 右眼彩色眼底照相显示视盘生理凹陷扩大，颜色苍白。B、D. 双眼OCT 视盘扫描、神经纤维层厚度未见异常。C. 左眼彩色眼底照相显示视盘色泽正常，正常生理凹陷

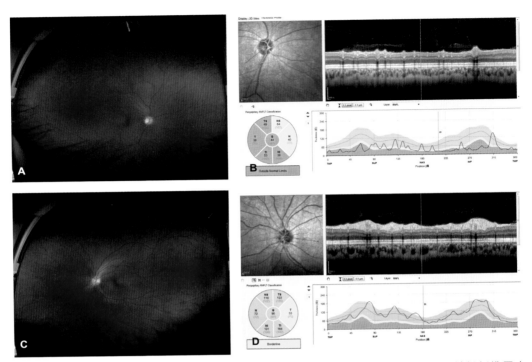

图 13-4-3　A、C. 双眼彩色眼底照相显示视盘蜡黄、苍白。B、D. OCT 显示右眼神经纤维层广泛变薄，上方和下方双峰征消失，左眼颞侧神经纤维层变薄

（王占平　冯　健）

参考文献

[1]　郑彪, 彭红娟, 柯毅, 等. 视盘水肿患者视盘周围区域厚度参数的改变. 眼科新进展, 2017, 37(11):1057-1059.

[2]　韦企平, 童绎. 视乳头水肿. 中国实用眼科杂志, 2004, 22(10):773-777.

[3]　陈倩, 赵桂宪, 陈伟民, 等. 继发性颅高压导致视乳头水肿的临床特征及常见病因. 中国眼耳鼻喉科杂志, 2020, 20(4):290-294.

[4]　田国红, 孔妍, 朱丽平, 等. 以视乳头水肿为首发症状的Castleman病一例. 中华眼科杂志, 2013, 49(5):449-450.

[5]　王欣玲, 李雪姣, 冯莉, 等. 视神经炎和前部缺血性视神经病变及视乳头水肿的视野改变分析. 国际眼科杂志, 2013, 13(10):2088-2090.

[6]　袁绍纪, 苗凤君, 司永兵, 等. 高颅内压与视乳头水肿及视神经束增宽. 中华眼底病杂

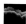

志, 1996, 12(2):86-87.

[7] 张劲松, 雷虹, 刘宏军, 等. 视乳头水肿的超声显象检查及评价. 中华眼底病杂志, 1994, 10(4):246-247.

[8] 郝悦含, 何志义, 李蕾, 等. 伴视乳头水肿的慢性炎症性脱髓鞘性多发性神经病1例报告. 中风与神经疾病杂志, 2014, 31(2):169.

[9] 张译心, 魏世辉. 频域OCT检测轻度视乳头水肿. 国际眼科纵览, 2012, 36(4):265.

[10] 赵淑香. 糖尿病并发视乳头水肿3例. 中国实用眼科杂志, 2005, 23(5):486.

[11] 王新娟, 刘广森, 高磊, 等. 对视乳头水肿Frisén分级方案的再认识. 中华医学杂志, 2020, 100(34):2709-2711.

[12] 李猛, 张熙芳, 刘丽娟, 等. 195例视盘水肿患者的病因分析. 眼科, 2020, 29(6):460-464.

[13] 潘东艳, 赵世红, 顾操, 等. 双侧视乳头水肿合并视网膜中央动脉阻塞一例. 中华眼科杂志, 2014, 50(2):148-149.

[14] 程沛林, 周娜磊, 于洪云, 等. 非动脉炎性前部缺血性视神经病变和特发性视神经炎患者视野变化的对比研究. 检验医学与临床, 2016, 13(3):386-387, 428.

[15] 桂玲, 庞燕华, 周舟, 等. 慢性青光眼和非青光眼视神经萎缩环视盘视网膜神经纤维层厚度和视盘参数比较. 中国实用眼科杂志, 2015, 33(7):743-747.

[16] 仲俊维, 陈鼎, 余新平, 等. Leber遗传性视神经萎缩病外显率的影响因素研究进展. 国际眼科杂志, 2015, 15(11):1888-1891.

[17] 滕克禹, 吕丽萍. 视神经萎缩病因分析. 中国中医眼科杂志, 2013, 23(6):428-430.

[18] 雷继承. 视神经萎缩的CT资料分析. 中国实用神经疾病杂志 , 2010, 13(5):65-66.

[19] 周欢粉, 魏世辉. 颅内静脉窦血栓致视乳头水肿. 中华眼科杂志, 2009, 45(3):272.

[20] 李凤鸣, 谢立信. 中华眼科学. 3版. 北京：人民卫生出版社, 2014.

[21] Karam EZ, Hedges TR. Optical coherence tomography of the retinal nerve fibre layer in mild papilloedema and pseudopapilloedema. Br J Ophthalmol, 2005, 89(3):294-298. doi: 10.1136/bjo.2004.049486.

第十四章 动脉硬化和高血压所致的眼底改变

第一节 动脉硬化所致的眼底改变

概述：高血压性视网膜动脉硬化（hypertensive retinal arteriosclerosis）常表现为视网膜血管反射增强，管径不规则，呈铜丝样。随着硬化的发展可表现为银线改变，动静脉交叉处可出现不同程度的交叉压迫征，重者发生视网膜静脉阻塞。眼底动静脉交叉压迫征是动脉硬化的早期表现，是视网膜动脉硬化的特征性表现。眼底改变按照 Scheie 分级为 4 级。① Ⅰ 级：小动脉光反射增宽，有轻度或无动静脉交叉压迫征。② Ⅱ 级：动静脉交叉压迫征较显著。③ Ⅲ 级：小动脉呈铜丝状，动静脉交叉压迫征明显。④ Ⅳ 级：动脉呈银丝状，动静脉交叉压迫征严重。

OCT 图像特征：在动脉硬化的 4 级病变中，病变的 OCT 影像都没有明显的特征性表现。直到视网膜出现水肿、硬性渗出、出血时，才出现对应的 OCT 表现。

第二节 原发性高血压所致的眼底改变

概述：原发性高血压性视网膜病变（hypertensive retinopathy）的眼底常表现为视网膜血管变细，粗细不均，走行变直，可有视网膜水肿、出血、棉絮斑、硬性渗出、视盘水肿等改变。

OCT 图像特征：在 3 级和 4 级高血压患者中，OCT 可见相应病变的对应表现。眼底的改变按 Keith-Wagener 4 级分类进行分级。① Ⅰ 级：视网膜动脉痉挛或轻度硬化。② Ⅱ 级：视网膜动脉硬化程度比 Ⅰ 级明显，动静脉交叉处常见不同程度的病理变化，动脉管径狭窄而不均匀。③ Ⅲ 级：除视网膜动脉狭窄与硬化外，尚有视网膜水肿、棉絮斑、硬性渗出、出血斑等。④ Ⅳ 级：除 Ⅲ 级改变外，还有视盘水肿。

病例图示（图 14-2-1，14-2-2）：

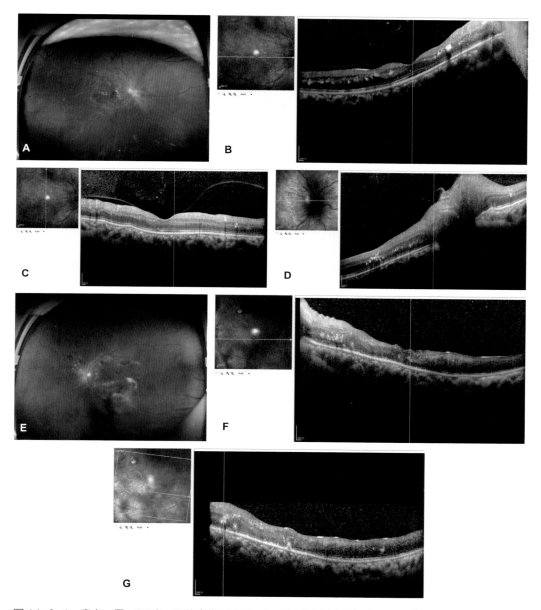

图 14-2-1　患者，男，30 岁，既往高血压病史。A、E. 彩色眼底照相显示双眼黄斑区大量硬性渗出，视网膜散在出血，动静脉管径比例约 1：2，视盘边界不清。B ~ D、F、G. OCT 显示黄斑区周围散在的硬性渗出斑，视网膜内侧局部萎缩变薄，视盘增厚、隆起，左眼视网膜层次不清

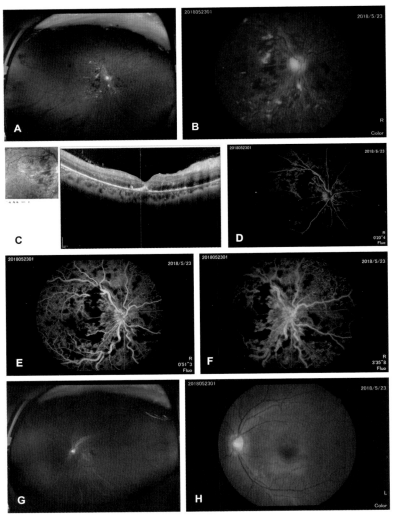

图 14-2-2　患者，男，既往高血压病史。A、B. 右眼黄斑区及其周围视网膜可见出血、棉絮斑，中央静脉迂曲、扩张。C. OCT 显示视网膜层次不清，黄斑区外层视网膜呈强反射隆起。D ~ F. 荧光素眼底血管造影显示动静脉管径比例约 1 ：3，视网膜毛细血管充盈迟缓，中央静脉迂曲、扩张、荧光素渗漏。G、H. 左眼未见明显异常

第三节　妊娠期高血压疾病所致的眼底改变

　　概述：妊娠期高血压疾病的主要临床特点是高血压、水肿与蛋白尿，分娩后这些症状均可较快消失。妊娠期高血压疾病最常见和最早发生的眼底改变为视网膜小动脉痉挛和狭窄，痉挛多见于视盘附近的小动脉支、鼻侧支或颞上、颞下主干的小

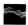

分支。如果全身情况继续发展，则本病可引起视盘、视网膜病变和高血压性视网膜病变，并有局限性视网膜水肿、棉絮斑、出血等。

OCT 图像特征：早期黄斑区水肿、渗出，表现为视网膜反射光带增厚，渗出点在视网膜层间为高反射点，并产生遮蔽效应。晚期 RPE 层萎缩，可伴有色素增生，表现为色素上皮层反射不均匀变薄或增厚、隆起。

病例图示（图 14-3-1，14-3-2）：

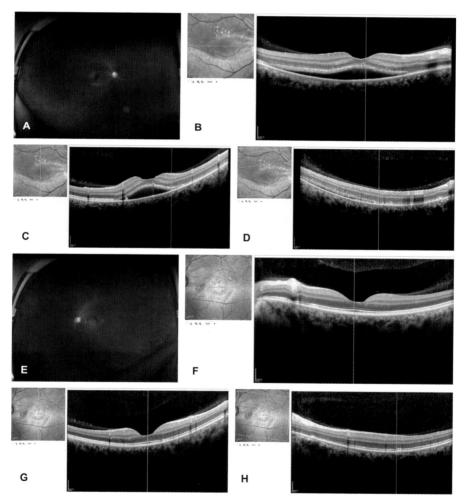

图 14-3-1　患者，女，34 岁。A ～ D. 右眼彩色眼底照相显示视盘颞侧线状出血，黄斑中心凹反光消失；OCT 显示黄斑区神经上皮层浆液性脱离，黄斑区上方视网膜色素上皮层附近可见多灶性强反射小隆起。E ～ H. 左眼彩色眼底照相显示视盘颞侧视网膜局部可见棉絮斑；OCT 显示棉絮斑处神经纤维层呈强反射隆起，视盘颞侧视网膜椭圆体带和外节段消失，色素上皮层不平整，黄斑上方视网膜色素上皮层可见散在隆起

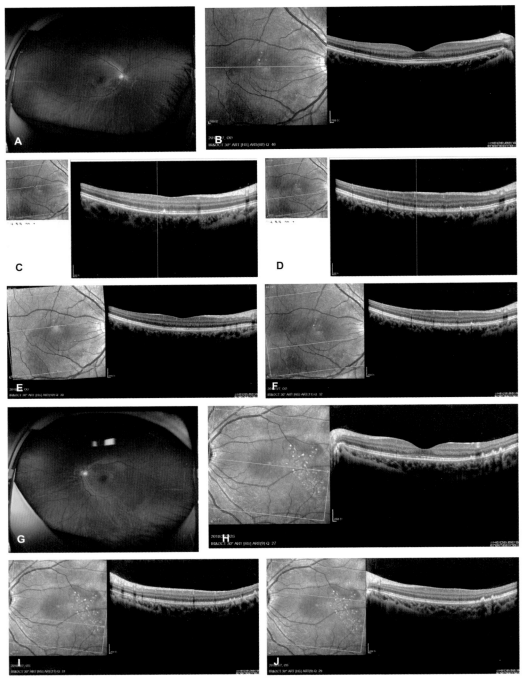

图 14-3-2　患者，女，29 岁。A ～ F. 右眼彩色眼底照相未见明显异常，OCT 显示黄斑周围视网膜色素上皮层散在的隆起。G ～ K. 左眼彩色眼底照相未见明显异常，OCT 显示黄斑颞侧视网膜色素上皮层有大量隆起。L ～ O. 4 个月后复查，隆起灶较之前缩小

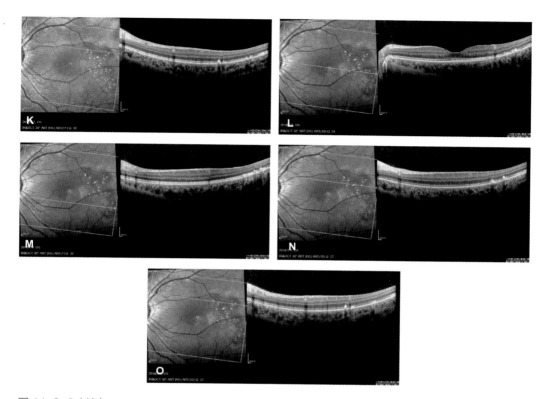

图 14-3-2（续）

（冯　健　周海生）

参考文献

[1] 黄初梅, 杨建东. 妊娠高血压视网膜病变的影响因素分析及对母婴妊娠结局的影响. 国际眼科杂志, 2018, 18(5):887-890.

[2] 周星利, 王青, 罗一青. 妊娠高血压视网膜病变患者产前血管新生因子和血管内皮功能的检测及意义. 国际眼科杂志, 2018, 18(8):1518-1520.

[3] 缪娜, 胡玉章, 古世才. 青年人高血压视网膜病变病因初探. 眼科学, 2012, 1(3):11-13.

[4] 游启生. 急性高血压视网膜病变的转归. 眼科, 2011, 20(6):423-423.

[5] 赫士英, 关大军, 闫玉晶, 等. 重度妊娠高血压综合征继发右眼视网膜剥离1例报告. 中国乡村医药, 1995, 2(5):217.

[6] 周伟, 胡兴兴, 韩梅, 等. 高血压性视网膜病变合并继发性急性黄斑旁中层视网

膜病变一例. 中华眼底病杂志, 2019, 35(2):192-193.

[7] 谭德文, 文晓霞. OCT用于妊娠高血压综合征视网膜病变筛查的回顾性分析. 湖南中医药大学学报, 2018, 38(1):459-460.

[8] 乔建华. 妊娠高血压综合征视网膜病变临床分析. 中国卫生标准管理, 2015, 6(8):100-101.

[9] 李东豪, 佘若青. 妊娠高血压综合征视网膜病变的临床分析. 中国实用眼科杂志, 2003, 21(9):674-675.

[10] 潘英利, 孙浩, 赵宏. 糖尿病视网膜与高血压视网膜病变的特点及临床意义. 现代医药卫生, 2005, 21(11):1371-1372.

[11] 李凤鸣, 谢立信. 中华眼科学. 3版. 北京：人民卫生出版社, 2014.

第十五章

血液病所致的眼底改变

第一节 贫血

概述：贫血（anemia）是指单位体积的循环血液中红细胞比容（HCT）、血红蛋白浓度和（或）红细胞计数低于正常值。任何类型的贫血均可导致眼底改变，可单眼或双眼发病，但眼底改变难以反映贫血的不同类别。眼底表现为视网膜颜色苍白，视网膜各种形状的出血。中央具有白芯的视网膜出血（即 Roth 斑）为贫血眼底改变的一个重要特征，白芯被认为是血栓栓子或感染性的栓子。视网膜静脉扩张、迂曲，发生硬性渗出，视网膜动静脉颜色相近，视盘颜色浅，可伴水肿，导致边界不清。

OCT 图像特征：视网膜水肿表现为增厚、隆起，视盘周围局部视网膜增厚。硬性渗出表现为视网膜层间可见高反射信号。

病例图示（图 15-1-1）：

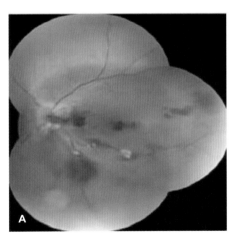 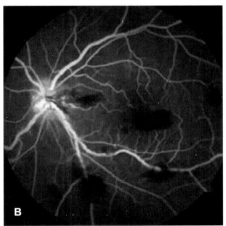

图 15-1-1 患者，女，48 岁，主诉左眼视力下降伴眼前黑影遮挡 2 周，加重 1 天。BCVA：右眼 1.0，左眼 0.6。否认糖尿病及心血管系统疾病史，否认外伤史及手术史。血红细胞计数 3.24×10^{12}/L，血红蛋白浓度为 60 g/L，平均红细胞体积（MCV）62.6 fl，平均红细胞血红蛋白含量（MCH）16.0 pg，平均红细胞血红蛋白浓度（MCHC）256 g/L，红细胞压积（HCT）23.4%，白细胞及血小板计数在正常范围。行骨髓穿刺后，诊断为缺铁性贫血。A. 彩色眼底照相显示左眼视盘边界模糊、水肿，盘面片状出血，视网膜静脉血管迂曲、扩张，后极部视网膜散在片状出血及棉絮斑。B. 荧光素眼底血管造影显示左眼视网膜静脉血管迂曲，视盘边界欠清晰，视盘呈强荧光，视网膜可见片状出血呈荧光遮蔽

第二节　白血病所致的眼底改变

概述：白血病（leukemia）是一类造血干细胞的恶性克隆性疾病，克隆的白血病细胞可侵犯视网膜、视神经、脉络膜、虹膜、睫状体、巩膜、眼睑、眼眶等，但以视网膜病变多见。白血病视网膜病变综合了贫血、血小板减少、高黏滞血症的视网膜改变，主要表现为视盘水肿，视网膜出血、水肿、渗出、棉絮斑，视网膜静脉迂曲、扩张。

OCT 图像特征：视网膜水肿、增厚，层间可见硬性渗出斑，甚至伴有神经上皮层脱离，各个层次均可见视网膜出血信号，视盘及其周围视网膜增厚，棉絮斑处神经纤维层增厚。

病例图示（图 15-2-1）：

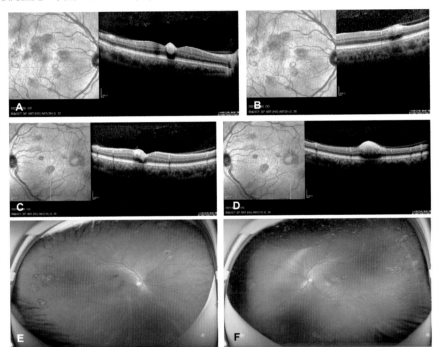

图 15-2-1　患者，男，50 岁，双眼视物模糊 4 天。BCVA：右眼 0.4，左眼 0.3。否认糖尿病、高血压、心脏病等全身病史。专科查体：角膜（-）、KP（-）、房闪（-），晶状体皮质和后囊混浊，玻璃体混浊。血常规：白细胞计数 370.4×10^9 /L，红细胞 2.85×10^{12} /L，血小板计数 413×10^9 /L，血红蛋白浓度 98 g/L，淋巴细胞计数 12.8×10^9 /L。行骨髓穿刺后，诊断为慢性白血病。OCT 显示双眼黄斑区内层视网膜团状增厚、隆起，呈强反射信号，黄斑以外视网膜内层亦可见散在的团状中高反射信号，遮挡其下组织光反射（A～D）。超广角彩色眼底照相显示双眼视网膜静脉血管迂曲、扩张，视网膜散在以白色斑点、斑片为中心的点片状出血，夹杂有以红细胞为中心的白斑（E、F）

（江美慧）

参考文献

[1]　祁艳华, 东艳蕊, 李艳霞. 以眼部症状首发的缺铁性贫血1例. 临床眼科杂志, 2015, 23(1):84-85.

[2]　张嘉禄. 61例白血病眼底改变临床分析. 实用眼科杂志, 1990, 8(8):470-472.

[3]　许乐文, 张惠蓉, 鹿新荣, 等. 慢性粒细胞性白血病眼底病变一例. 中华眼科杂志, 2003, 39(5):310-311.

[4]　杨华, 倪庆仁, 胡凯. 68例急性非淋巴细胞性白血病眼底改变临床分析. 中国实用眼科杂志, 1999, 17(3):185-186.

[5]　佟柏楠, 肖骏, 杨波. 白血病的眼底改变. 中国实用眼科杂志, 2012, 30(2):105-107.

[6]　王越, 李甦雁, 张鲁勤, 等. 以视网膜静脉淤滞为首要眼底特征的慢性粒细胞白血病一例. 中华眼底病杂志, 2020, 36(7):553-555.

[7]　居钰乔, 杨茜, 常青, 等. 合并慢性粒细胞白血病的增生型糖尿病视网膜病变患者五例. 中华眼底病杂志, 2021, 37(1):10-14.

[8]　居钰乔, 黄欣. 糖尿病视网膜病变合并白血病的诊疗进展. 中华眼底病杂志, 2021, 37(1):64-67.

[9]　孙则红, 陈有信, 范玉香, 等. 再生障碍性贫血眼底病变. 中华眼科杂志, 2009, 45(9):850.

[10]　李凤鸣, 谢立信. 中华眼科学. 3版. 北京: 人民卫生出版社, 2014.

第十六章　眼底良性肿瘤

第一节　视网膜血管瘤病

视网膜血管瘤病又名 von Hippel 病，往往为全身血管瘤病的一部分，常伴有小脑、延髓、脊髓、肾上腺、肾、肝、附睾及卵巢等部位的血管瘤、囊肿或肿瘤，其中以小脑的血管母细胞瘤最常见。病因不明。但有些器官的病变呈静息或隐匿状态，临床无症状及体征，以致难以发现。其遗传外显率不完全或表现度有变异，使临床所见极不一致，往往同一家族中发病者的表现不一，家族成员间以及与先证者之间的病变部位亦可各异，有的仅有颅内或其他器官病变而无视网膜血管病，亦有与之相反者。颅内病变的症状与体征往往出现于视网膜血管瘤 10 年之后。所以 von Hippel 病很可能是 von Hippel-Lindau 病的早期表现。临床上一般将 von Hippel 病分为 5 期：初期、血管扩张及血管瘤形成期、渗出及出血期、视网膜脱离期、晚期。

一、视网膜毛细血管瘤

概述：本病初期，毛细血管高度扩张，微小球状血管瘤多发生在眼底颞侧周边部视网膜，可据此做出早期诊断。怀疑本病时，可行荧光素眼底血管造影。当进入血管扩张及血管瘤形成期后，血管瘤已很明显，与其相联系的动静脉已高度扩张、迂曲，诊断已无困难。本病患者可因继发性青光眼、葡萄膜炎、牵拉性视网膜脱离、并发性白内障或眼球萎缩而出现视力完全丧失。

OCT 图像特征：可见病变位于视网膜内，表现为视网膜内层呈高反射信号的隆起病变，其下方的组织呈低反射信号，视网膜层次结构不清，伴出血、渗出、视网膜水肿、视网膜神经上皮层脱离时可有相应的表现。

病例图示（图 16-1-1）：

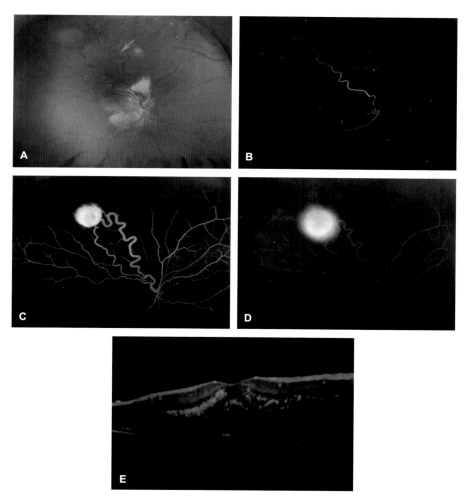

图 16-1-1　A. 彩色眼底照相显示右眼颞上方粗大迂曲的供养动脉和引流静脉，远端可见粉红色瘤样病变，边界较清楚。B ~ D. 荧光素眼底血管造影显示瘤体在造影的动脉早期即快速充盈，在静脉期可以看到清晰的瘤体毛细血管网，后期瘤体发生荧光素渗漏和积存，不消退。E. OCT 显示黄斑区视网膜神经上皮层水肿、脱离和硬性渗出斑

二、视网膜海绵状血管瘤

　　概述：视网膜海绵状血管瘤（retinal cavernous hemangioma）是一种罕见的视网膜血管错构瘤，常单眼发病，常伴有皮肤和中枢神经系统的海绵状血管瘤，青少年多见，平均发病年龄为 23 岁。病变呈葡萄串样外观，大小不一，位于视网膜内层，微隆起，视网膜无渗出，一般很少出血。病变一般不会发展，病灶增大比较罕见，

因此常不需要处理。推测本病为常染色体显性遗传，但可能存在不完全的外显率或变异的表型。

OCT 图像特征：视网膜局部表面可见大小不等的椭圆形隆起病灶，隆起灶表层呈强反射信号，其后反射信号逐渐衰减。有的病灶内部呈均匀的低反射或无反射信号。部分可见液平面，下半部呈强反射，上半部呈低反射信号。周围视网膜内层劈裂。

病例图示（图 16-1-2）：

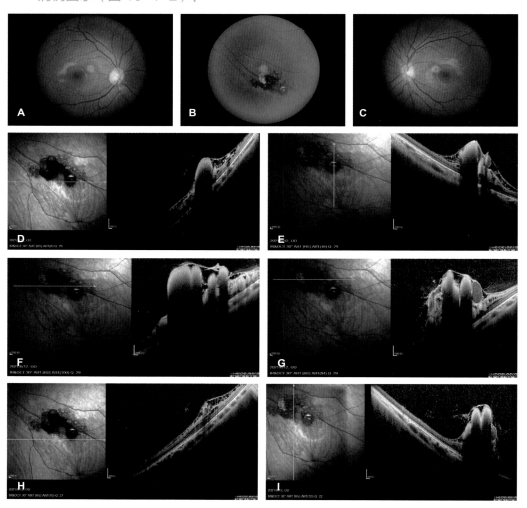

图 16-1-2　患者，女。A、B. 右眼彩色眼底照相显示后极部视网膜未见明显异常，鼻下方周边部视网膜可见深褐色大小不等的葡萄串样病灶，周围视网膜未见明显异常。C. 左眼未见异常。D ~ I. OCT 显示右眼视网膜局部表面可见大小不等的椭圆形隆起病灶，隆起灶表层呈强反射信号，其后反射信号逐渐衰减遮挡；有的病灶内部呈均匀的低反射或无反射信号，部分可见液平面，下半部呈强反射，上半部呈低反射信号；周围视网膜内层劈裂

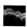

第二节　视盘毛细血管瘤

概述：视盘毛细血管瘤（capillary hemangioma of the optical papilla）主要生长于视盘或者其附近，属于斑痣性错构瘤病，为外胚叶发育不全所致或为一种中胚叶起源的良性肿瘤。本病为单眼或双眼发病，有家族遗传性。

OCT 图像特征：与视盘相连的强反射信号团，边界清晰。

病例图示（图 16-2-1）：

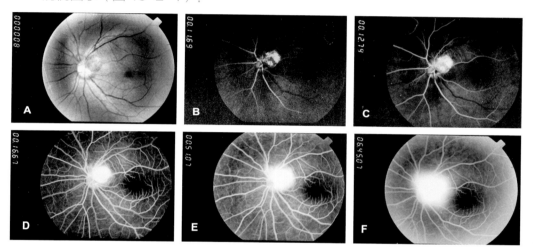

图 16-2-1　患者。A. 无赤光眼底照相显示左眼视盘颞上边缘处可见隆起性肿物。B ~ F. 荧光素眼底血管造影动脉期即有显影，快速充盈；早期呈类圆形团状，内部荧光素分布不均匀；后期呈强荧光素渗漏，几乎遮掩整个视盘，边界不清

第三节　视盘黑色素细胞瘤

概述：视盘黑色素细胞瘤（melanocytoma of optic disc，MCOD）是一种少见的眼内良性肿瘤，一般为靠近一侧盘缘、扁平或略隆起的黑色瘤体。肿瘤局限在视盘内，少数与邻近的视网膜、脉络膜相连，与周边正常组织分界清楚，大小为 1/4 DD ~ 4 DD 不等，因黑色素细胞瘤沿神经纤维层生长，隆起一般不超过 2 mm。

OCT 图像特征：视盘上的瘤体隆起，因瘤体含有大量的黑色素，前缘呈弧形的强反射，强反射光带的后方由于光线不能透入而呈低反射。

病例图示（图 16-3-1）：

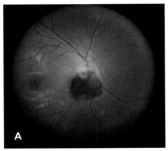

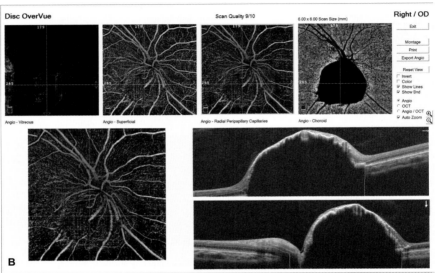

图 16-3-1　A. 右眼彩色眼底照相显示视盘下方边缘处局限性的黑色隆起病灶，边界清晰。B. OCT 显示隆起的瘤体表面呈强反射，后方为低反射，边界清晰

第四节　脉络膜痣

概述：脉络膜痣（choroid nevus）属于脉络膜良性肿瘤，可发生于眼底任何部位，较常见于眼底赤道部，黄斑区少见。病变生长缓慢，少数可以发生恶变。患者一般无自觉症状。

OCT 图像特征：表现为相应视网膜色素上皮层散在的强反射隆起，相应视网膜神经上皮外层萎缩。

病例图示（图 16-4-1）：

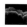

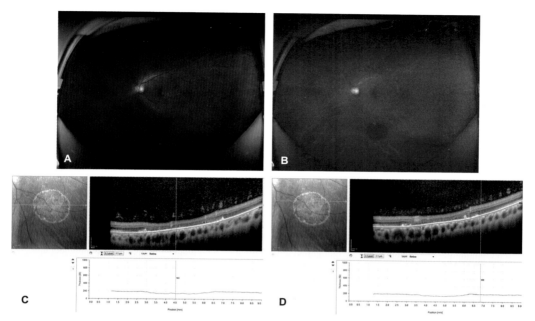

图 16-4-1　患者，男，51 岁。A. 左眼黄斑下方视网膜色素痣。B. 超广角彩色眼底照相显示为深黑色类圆形病灶，边界清晰，红光通道下病灶更为清晰，下方脉络膜血管被遮挡。C、D. OCT 显示病灶部位视网膜外核层至椭圆体带萎缩，色素上皮层不平整

第五节　脉络膜血管瘤

概述：脉络膜血管瘤（hemangioma of choroid）属于良性、血管性、错构瘤性质的肿瘤，大多数为海绵状血管瘤，毛细血管型血管瘤极为罕见。脉络膜血管瘤分孤立性和弥漫性两类：孤立性脉络膜血管瘤多位于后极部，界限清楚；弥漫性脉络膜血管瘤无明显界限，往往从锯齿缘部延伸到后极部，通常伴发脑和颜面部的血管瘤病（Sturge-Weber 综合征）。本病的发病原因不明，为先天性血管发育畸形。

OCT 图像特征：瘤体处视网膜呈高度弧形隆起，常伴视网膜下积液，相应色素上皮层不平整，脉络膜显著增厚、隆起，光衰减显著。视网膜下积液常累及黄斑，引起神经上皮层脱离。OCT 可动态观察视网膜下积液及黄斑水肿的吸收情况，是治疗后随访和预后评价的重要工具。

病例图示（图 16-5-1，16-5-2）：

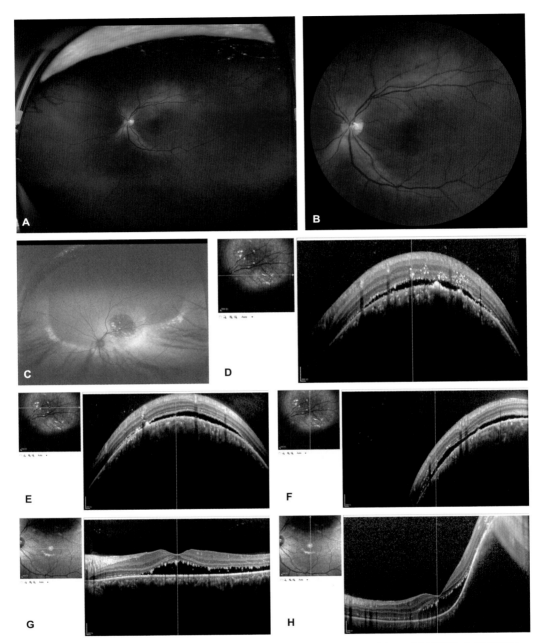

图 16-5-1 患者，男，32 岁。A、B. 左眼彩色眼底照相显示视盘颞上方视网膜局部橘红色隆起病灶，散在分布黑色色素斑，边界不清，可见神经上皮层脱离晕。C. 自发荧光检查显示病灶区整体呈低荧光，其中夹杂高荧光斑，神经上皮层脱离晕下方边缘呈高荧光。D ~ H. OCT 显示病灶区色素上皮高度隆起，前沿高反射，向后逐渐衰减而呈低反射或无反射信号，神经上皮层脱离，内核层至隆起的脉络膜浅层可见分布不均匀的强反射信号斑点，色素上皮层不平整

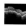

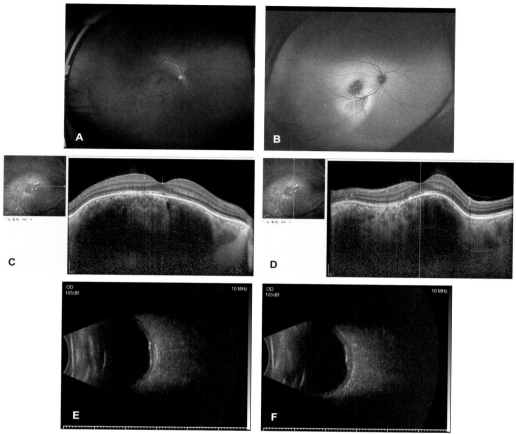

图 16-5-2　患者，男，51 岁。A. 右眼彩色眼底照相显示视盘颞下方视网膜局部橘红色隆起病灶，色素增生，边界清晰。B. 自发荧光检查显示病灶区整体呈低荧光，夹杂高荧光斑。C、D. OCT 显示病灶区色素上皮层高度隆起，前沿高反射，向后逐渐衰减而呈低反射或无反射信号，色素上皮层不平整。E、F. 眼部 B 超显示球壁局部增厚、隆起，前表面呈强回声

第六节　脉络膜骨瘤

　　概述：脉络膜骨瘤（choroidal osteoma）是一种发生于脉络膜组织的良性肿瘤，主要由成熟骨组织构成。该病多见于 20 ～ 30 岁的健康女性，因肿瘤生长及视力变化缓慢，患者的就诊年龄明显晚于肿瘤发病年龄。本病单眼发病多见，呈现遗传倾向，具体病因不明。脉络膜骨瘤患者早期多无明显症状，中晚期表现为视力下降、视物变形和视野缺损等。脉络膜骨瘤一般为扁平状，常累及眼底后极部，呈黄白色，

可见色素沉着，肿物边缘不规则，似伪足向四周伸出，可形成视网膜下新生血管膜，伴出血或渗出性视网膜脱离。

OCT 图像特征：瘤体部脉络膜反射增强，反射不均匀，外层视网膜组织部分或全部消失，相应视网膜神经上皮层水肿，有时并发脉络膜新生血管。

病例图示（图 16-6-1）：

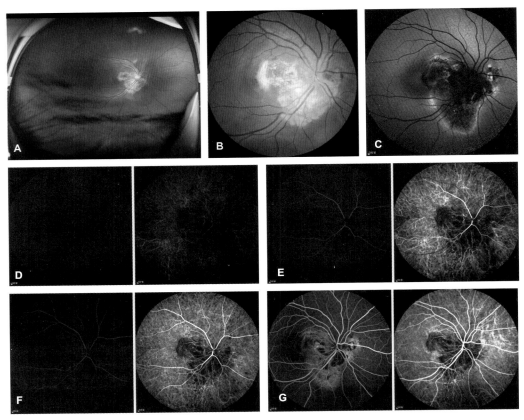

图 16-6-1　患者，女，35 岁，右眼视力下降 8 个月，逐渐加重。矫正视力：右眼 0.15，左眼 1.2。A、B. 右眼彩色眼底照相显示视盘颞侧及下方黄白色扇贝样病灶，边界清楚但不圆滑，颜色深浅不一，表面可见色素斑块，下方边缘部呈橙红色。C. 自发荧光检查显示视盘周围呈无荧光区，外围呈低荧光，边缘处呈高荧光围绕。D ~ J. 荧光素眼底血管造影显示瘤体早期呈低荧光，逐渐出现斑驳状荧光增强，其间夹杂低荧光灶；瘤体最外围色素上皮层脱色素呈透见荧光改变，脉络膜造影显示病变区大部呈低荧光，唯独黄斑区附近可见一团逐渐增强的强荧光，疑似视网膜下新生血管。K ~ N. OCT 显示瘤体处视网膜外界膜至色素上皮层结构消失，部分外核层消失，局部代之以实性隆起信号团，脉络膜组织反射不均匀。O. 眼部 B 超显示瘤体处球壁轻度隆起，呈带状强回声，其后可见声影

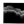

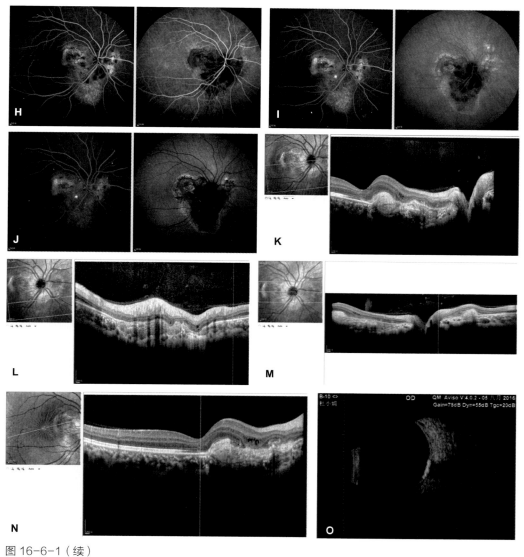

图 16-6-1（续）

（王占平　付庆东）

参考文献

[1] 杨治坤, 董方田. 视网膜毛细血管瘤. 中华眼科杂志, 2011, 47(11):1048.

[2] 李静, 肖静, 梁建宏. 视盘型视网膜毛细血管瘤的临床分析. 中华眼科杂志, 2019, 55(8):609-615.

[3] 闫慧, 金海鹰, 张琦, 等. 双眼视网膜毛细血管瘤一例. 中华实验眼科杂志, 2016, 34(2):142-143.

[4] 张书林, 黎铧. 不同阶段视网膜毛细血管瘤的临床表现. 临床眼科杂志, 2013, 21(4):316-319.

[5] 周才喜, 张武林, 李瑞峰, 等. 视盘毛细血管瘤. 中国实用眼科杂志, 2005, 23(6):599-602.

[6] 宣懿, 王敏, 常青, 等. 脉络膜骨瘤扫频光源光相干断层扫描影像特征. 中华眼底病杂志, 2020, 36(6):435-441.

[7] 杨婷婷, 赵玥, 姚进. 孤立性脉络膜血管瘤光相干断层扫描血管成像影像特征观察. 中华眼底病杂志, 2020, 36(5):362-365.

[8] 文峰, 吴德正. 视盘黑色素细胞瘤伴盘周巨大脉络膜痣二例. 中华眼底病杂志, 2000, 16(1):21-22.

[9] 黎铧, 韦春玲, 张利伟, 等. 视网膜血管增生性肿瘤的影像学特征. 临床眼科杂志, 2013, 21(2):106-109.

[10] 赵中芳, 李君, 董晓光. 视网膜海绵状血管瘤随访21年一例. 中华眼视光学与视觉科学杂志, 2021, 23(6):457-460.

[11] 蔡泽煌, 吴松一, 温岱宗, 等. 光相干断层扫描血管成像观察视网膜海绵状血管瘤一例. 中华眼底病杂志, 2021, 37(7):555-557.

[12] 李娟娟, 肖丽波, 黎铧. 三例视网膜海绵状血管瘤的多模式眼底影像特征观察. 中华眼底病杂志, 2017, 33(1):62-64.

[13] 杨波, 肖骏, 苏冠方. 视盘视网膜海绵状血管瘤一例. 中华眼底病杂志, 2011, 27(4):389-390.

[14] 魏花, 陈青山, 李志. 视网膜海绵状血管瘤一例. 中华眼底病杂志, 2009, 25(2):154-155.

[15] 程春梅, 张小猛, 于澎, 等. 视网膜海绵状血管瘤一例. 中国实用眼科杂志, 2012, 30(10):1258.

[16] 陈伟, 黄剑虹. 视网膜海绵状血管瘤二例. 中华眼底病杂志, 2006, 22(2):142.

[17] 崇晓霞, 陆蓓, 李晓玲, 等. 脉络膜痣1例. 中国实用眼科杂志, 2005, 23(12):1316.

[18] 李晓明, 王影, 赵龙妹. 单眼视盘黑色素细胞瘤1例. 中国中医眼科杂志, 2018, 28(4):274-275. doi:10. 13444/j. cnki. zgzyykzz. 2018. 04. 020.

[19] 吕幼霞, 蒋勇. 脉络膜痣恶变黑色素瘤的病例报告. 实用眼科杂志, 1992, 10(12):753-754.

[20] 赵霞, 刘彰, 王怡兰. 脉络膜痣恶变1例. 中国实用眼科杂志, 2004, 22(12):988.

[21] 邹毓韬, 倪逯. 视盘黑色素细胞瘤的良恶问题. 眼科学报, 2000, 16(2):112-115.

[22] 杨婷婷, 赵玥, 姚进. 孤立性脉络膜血管瘤光相干断层扫描血管成像影像特征观察. 中华眼底病杂志, 2020, 36(5):362-365.

[23] 张书林, 黎铧, 李娟娟. 脉络膜血管瘤、视盘毛细血管瘤的影像特征分析. 中华眼底病杂志, 2014, 30(6):614-616.

[24] 崔莹, 张培, 刘丛, 等. 以脉络膜黑色素瘤为首诊的脉络膜血管瘤一例. 中华眼科杂志, 2012, 48(11):1021-1023.

[25] 史雪辉, 杨丽红, 王光璐. 孤立性脉络膜血管瘤的荧光素钠吲哚菁绿同步眼底血管造影. 中国实用眼科杂志, 2007, 25(3):289-291.

[26] 方海珍. 标准化A超联合B超诊断脉络膜血管瘤和脉络膜黑色素瘤. 眼视光学杂志, 2003, 5(3):181-183.

[27] 姜钊, 陈莲, 张鹏, 等. 脉络膜骨瘤的多模式影像分析. 国际眼科杂志, 2020, 20(7):1269-1274.

[28] 李娟娟, 黎铧, 王萍. 脉络膜骨瘤多种眼底影像特征对比观察. 中华眼底病杂志, 2016, 32(3):283-286.

[29] 薛康, 钱江, 张勇进, 等. 脉络膜骨瘤的频域光相干断层扫描观察. 中华眼底病杂志, 2013, 29(5):479-482.

[30] 张苑苑, 刘志强, 闫素霞, 等. 脉络膜骨瘤吲哚菁绿与荧光素眼底血管造影对比观察. 中国实用眼科杂志, 2013, 31(12):1596-1598.

[31] 黄林英, 戴虹. 右眼脉络膜骨瘤合并黄斑中心凹下脉络膜新生血管一例. 中华眼科杂志, 2008, 44(7):653-655.

[32] 杨萍, 黄明刚, 王润生. 脉络膜骨瘤的CT影像学与眼科临床各种检查方法比较分析. 现代医用影像学, 1997, 6(4):162-164.

[33] 张虹, 宋国祥. 脉络膜骨瘤临床及影像学分析. 眼科新进展, 1995, 15(3):12-14.

[34] 王占平. 脉络膜骨瘤二例. 内蒙古医学杂志, 2004, 36(8):666.

[35] 李彬. 视盘黑色素细胞瘤合并视盘水肿. 眼科, 2012, 21(1):38.

[36] 李凤鸣, 谢立信. 中华眼科学. 3版. 北京: 人民卫生出版社, 2014.

[37] Shields JA, Demirci H, Mashayekhi A, et al. Melanocytoma of the optic disk: A review. Indian J Ophthalmol, 2019, 67(12):1949-1958. doi:10. 4103/ijo. IJO_2039_19.

[38] Zhou N, Xu X, Wei W. Optical coherence tomography angiography characteristics of

optic disc melanocytoma. BMC Ophthalmol, 2020, 20(1):429. doi: 10. 1186/s12886-020-01676-7. PMID: 33109124; PMCID: PMC7592534.

[39] Burgos-Blasco B, Ventura-Abreu N, Jimenez-Santos M, et al. Multimodal imaging in optic nerve melanocytoma: optical coherence tomography angiography and other findings. J Fr Ophtalmol, 2020, 43(10):1039-1046. doi: 10. 1016/j. jfo. 2020. 01. 032.

[40] Callanan DG, Lewis ML, Byrne SF, et al. Choroidal neovascularization associated with choroidal nevi. Arch Ophthalmol. 1993, 111(6): 789-794. doi: 10.1001/archopht. 1993. 01090060077026.

第十七章 眼底恶性肿瘤

第一节 视网膜母细胞瘤

概述：视网膜母细胞瘤（retinoblastoma，Rb）是一种来源于光感受器前体细胞的恶性肿瘤，常见于 3 岁以下儿童，具有家族遗传倾向，可单眼、双眼先后或同时患病，是婴幼儿最常见的眼内恶性肿瘤，成人中罕见。视网膜母细胞瘤的临床表现复杂，可表现为结膜内充血水肿、角膜水肿、虹膜新生血管、玻璃体混浊、眼压升高及斜视等。本病易发生颅内及远处转移，常危及患儿生命，因此早期发现、早期诊断及早期治疗是提高治愈率、降低病死率的关键。2018 年 5 月 11 日，国家卫生健康委员会等 5 部门联合制定了《第一批罕见病目录》，视网膜母细胞瘤被收录其中。

第二节 脉络膜黑色素瘤

概述：脉络膜黑色素瘤（choroidal melanoma）是常见的眼内恶性肿瘤，由恶性黑色素性瘤细胞组成，其组织来源为脉络膜基质内的黑色素细胞。本病常于 40 ~ 60 岁发病，眼底的后极部多见，具体病因未明。若脉络膜黑色素瘤位于眼底周边部，患者早期常无自觉症状。若位于后极部，患者早期常主诉视力减退、视野缺损、视物变形、眼前黑影、色觉改变、持续性远视屈光度数增加等。肿瘤增大并继发视网膜脱离时可出现视力严重下降。眼底检查可见脉络膜实性隆起，色泽多为棕褐色，表面可有出血，肿瘤周边视网膜可以发生渗出性脱离。肿瘤坏死时，可合并虹膜睫状体炎、前房假性积脓、前房色素沉积、前房积血等。巨噬细胞吞噬肿瘤细胞、色素颗粒或坏死残渣等，巨噬细胞游离到前房可以导致眼压升高，也可因虹膜新生血管而致眼压升高，引起新生血管性青光眼。

OCT 图像特征：OCT 不作为常规首选的检查。尤其是对于靠近脉络膜周边部的肿物，由于肿物不在 OCT 扫描范围内，OCT 的检查能力受限。如果瘤体靠近后极部，则表现为瘤体处视网膜隆起，色素上皮层呈强反射、不平整，其后反射信号被遮挡，瘤体周围神经上皮层出现浆液性脱离。

病例图示（图 17-2-1）：

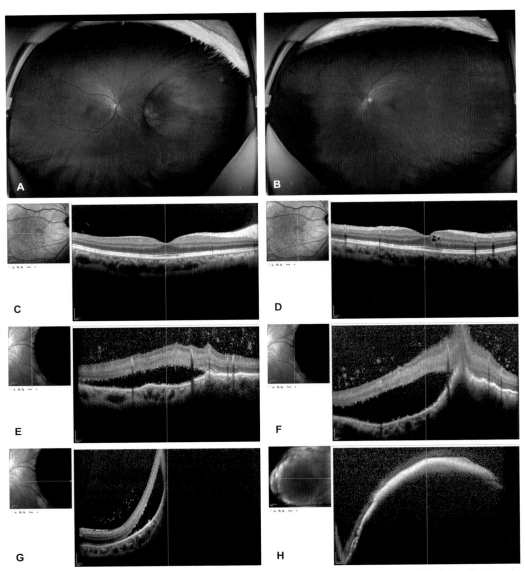

图 17-2-1 患者，女，65 岁。A. 超广角彩色眼底照相显示右眼鼻侧视网膜有一实性隆起，边界清晰，表面色素紊乱。B. 彩色眼底照相左眼未见明显异常。C ~ H. OCT 显示右眼黄斑区视网膜局部呈囊样改变，鼻侧视网膜可见类圆形实性占位病灶，肿物所在视网膜隆起、层次不清，色素上皮层面呈强反射，后部组织反射信号被遮挡，鼻侧周围视网膜神经上皮层发生浆液性脱离，邻近玻璃体可见斑点状强反射信号。I、J. OCT 显示左眼未见明显异常反射。K ~ Q. 荧光素眼底血管造影显示右眼肿物处早期呈斑驳状低荧光，视网膜血管逐渐充盈正常，背景呈杂乱的高低不均的荧光；肿物中央区呈斑驳状低荧光，外围呈斑点状或片状强荧光；右眼黄斑区周围视网膜早期可见散在的斑点状强荧光，后期未见明显变化，黄斑区及下方周边部视网膜呈轻度荧光素渗漏。R、S. 眼部 B 超显示右眼球壁局部有一半球形实性隆起病灶，其内回声中等、较均匀，可见脉络膜"挖空"现象，周围视网膜脱离

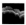

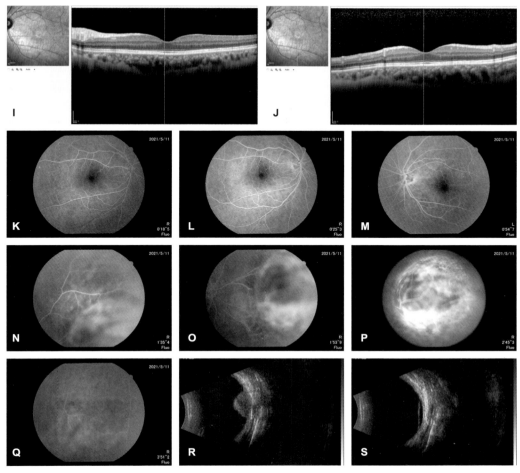

图 17-2-1（续）

第三节　脉络膜转移癌

概述：脉络膜转移癌（choroidal metastatic carcinoma）是一种较为少见的眼内继发性恶性病变。葡萄膜血管丰富、血流缓慢，全身性肿瘤可经血液循环转移至此，其中尤以转移至脉络膜者最为常见，占葡萄膜转移性肿瘤的 50%～80%。绝大多数患者具有身体其他部位或器官的恶性肿瘤病史。女性患者的原发癌多为乳腺癌，其次为肺癌或支气管癌。男性患者的原发癌主要为肺癌、支气管癌，其次为肾癌、前列腺癌。脉络膜转移癌常通过视神经周围的睫状后短动脉进入后极部脉络膜，在此浸润生长而形成病灶，故患者主诉视力下降，可伴有闪光感或飞蚊症。如果肿瘤生长在眼球后极部，也可能出现进行性远视及中心暗点。散瞳后可见视网膜脉络膜实性隆起，略呈黄白色，可以伴有出血等改变。随着肿瘤增长，中心暗点也不断增大。转移癌常伴渗出性视网膜脱离，相对脱离区出现视野缺损。脱离的视网膜可将虹膜晶状体隔推向前方，导致前房变浅、房角关闭而发生继发性青光眼，患者出现眼痛、眼压升高等症状。

OCT 图像特征：肿瘤灶呈点状不规则高反射，视网膜色素上皮层可见不规则高度隆起或多灶性强反射隆起信号，伴或不伴视网膜神经上皮层和色素上皮层浆液性脱离，瘤体处脉络膜增厚、隆起。

病例图示（图 17-3-1，17-3-2）：

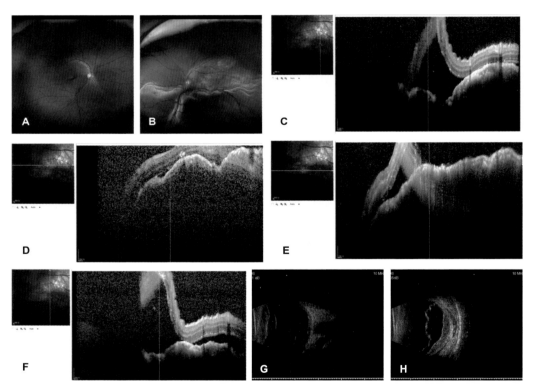

图 17-3-1　患者，男，56 岁，左眼视力下降 1 月余。肺癌病史 7 个月。视力：OD 1.0，OS 手动 / 眼前。A. 彩色眼底照相显示右眼未见明显异常。B. 左眼下半侧视网膜广泛脱离，黄斑区及颞侧可见表面夹杂着黄白色或片状斑点隆起病灶，边界清楚。C ~ F. OCT 显示左眼视网膜神经上皮层大范围脱离，色素上皮层和脉络膜有高低不等的隆起，表面呈强反射信号，夹杂强反射斑点，视网膜神经上皮外层亦可见强反射斑点信号。G、H. 眼部 B 超显示视网膜大范围脱离，脱离的视网膜下可见散在的中等回声斑点；脉络膜局部呈实性增厚，其内回声中等

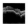

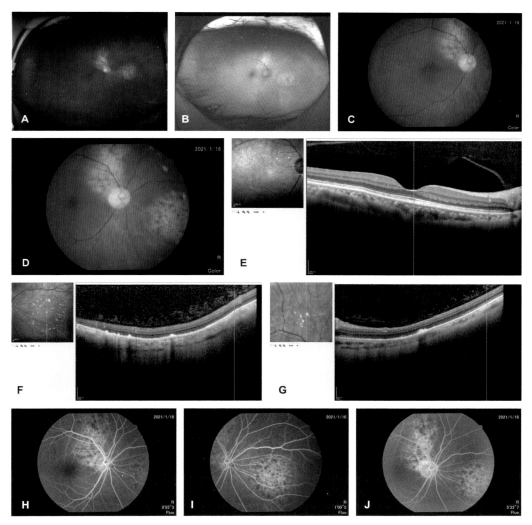

图 17-3-2　患者，女，73 岁，肺癌病史 2 年，视力 OD 0.1，OS 0.15。A ~ D. 彩色眼底照相显示右眼视盘颞上及鼻侧视网膜橘红色或淡黄色边界不清的病灶，其间夹杂着色素斑，病灶所在区域的自发荧光略增强。E ~ G. OCT 显示病灶区色素上皮多灶性、实性强反射小隆起，未见神经上皮层脱离和脉络膜明显改变。H ~ K. 荧光素眼底血管造影显示透见荧光增强，未见荧光素渗漏。L ~ O. 左眼彩色眼底照相显示黄斑颞下附近视网膜下橘色高低不等的结节状隆起病灶，边界不清，病灶所在区域自发荧光增强。P、Q. OCT 显示视网膜前膜形成，病变区脉络膜增厚，色素上皮层不规则隆起，相应视网膜外核层可见斑点状强反射信号，未见神经上皮层脱离。R ~ U. 荧光素眼底血管造影显示病灶区后期呈斑驳状强弱不等的荧光素染色积存

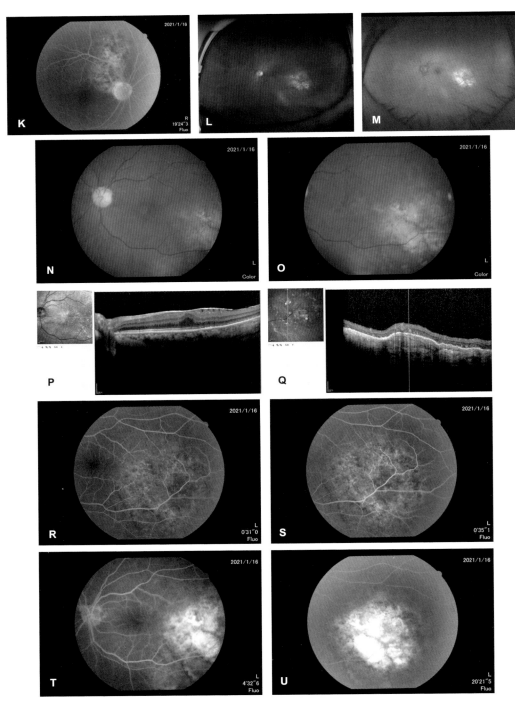

图 17-3-2（续）

（王占平）

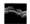

参考文献

[1]　白建伟, 惠延年, 俞江, 等. 脉络膜黑色素瘤的荧光素, 吲哚菁绿血管造影与病理分析. 第四军医大学学报, 2000, 21(6):S137-S140.

[2]　苑敏, 王洁, 毛海龙, 等. 彩色多普勒超声对脉络膜血管瘤与脉络膜黑色素瘤诊断和鉴别诊断的价值. 中国老年学杂志, 2012, 32(20):4388-4390.

[3]　王毅, 李月月, 苏帆, 等. 眼外蔓延的脉络膜黑色素瘤的临床观察. 中华眼科杂志, 2011, 47(3):242-247.

[4]　黎蕾, 王文吉, 陈荣家, 等. 脉络膜转移癌荧光素眼底血管造影特征及其与脉络膜黑色素瘤的鉴别诊断. 中华眼科杂志, 2011, 47(1):27-34.

[5]　简天明, 唐东润, 林锦镛, 等. 脉络膜黑色素瘤26例影像学及病理学特点. 中国实用眼科杂志, 2010, 28(3):289-291.

[6]　李文博, 林锦镛, 陈松, 等. 弥漫型脉络膜黑色素瘤的临床病理特点. 中华眼底病杂志, 2009, 25(2):108-111.

[7]　李婷, 加米拉. 眼底荧光造影、眼科B超对脉络膜黑色素瘤的诊断应用. 国际眼科杂志, 2008, 8(12):2553-2554.

[8]　张欣, 李志华, 彭晓燕. 应用SS-OCT观察全身化疗后脉络膜转移癌退行一例. 眼科, 2019, 28(6):473-474.

[9]　张娟, 张利伟, 黎铧, 等. 脉络膜转移癌患者眼底多模式影像特征观察. 中华眼底病杂志, 2019, 35(4):327-332.

[10]　王菁洁, 魏锐利, 金玲, 等. 眼球内脉络膜转移癌的影像学诊断. 临床眼科杂志, 2009, 17(3):260-263.

[11]　李凤鸣, 谢立信. 中华眼科学. 3版. 北京: 人民卫生出版社, 2014.

第一节 匐行性脉络膜炎

概述：匐行性脉络膜炎（serpiginous choroidopathy）是一种慢性进展性的脉络膜视网膜炎症性疾病，以视网膜下地图状炎性病灶并匐行蔓延，最终萎缩为特征，好发于 40 ～ 60 岁人群，也称为视盘周围地图状螺旋脉络膜病变或地图状脉络膜炎，本病多双侧发病，但双眼病程可不一致，未累及黄斑区时患者多无自觉症状。活动性病灶的眼底表现为视网膜下灰白色或黄白色地图状病变，边缘模糊。病灶通常先环绕视盘发生，随后逐渐呈伪足样向外匐行性蔓延伸展，跳跃进展（游离病灶）亦常见，仅有极少数患者的病灶首发于黄斑。病灶最终都转为苍白色视网膜脉络膜萎缩灶，可透见其下较大的脉络膜血管，可伴色素增生。复发性病灶从原有萎缩灶边缘继续匐行蔓延而累及大范围眼底，也可以卫星灶的形式发生，并与既往病灶融合，反复发作，持续数月至数年。

OCT 图像特征：活动期匐行性脉络膜炎表现为脉络膜毛细血管和外层视网膜均匀高反射，活动性病灶区域的脉络膜基质间可见点状高反射，外层视网膜结构破坏，伴层间水肿。

病例图示（图 18-1-1）：

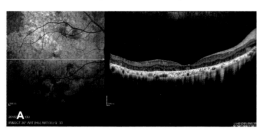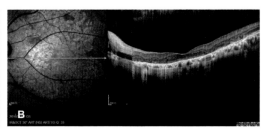

图 18-1-1　A. OCT 显示右眼黄斑区脉络膜毛细血管和外层视网膜呈均匀高反射，外层视网膜结构破坏。B. OCT 显示左眼黄斑区外层视网膜结构破坏，脉络膜毛细血管和外层视网膜呈均匀高反射，提示左眼黄斑区匐行性脉络膜炎

第二节 急性区域性隐匿性外层视网膜病变

概述：急性区域性隐匿性外层视网膜病变（acute zonal occult outer retinopathy，

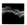

AZOOR）首先由 Gass 描述。患者多为中年女性，主诉闪光感，单眼或双眼的一个或几个视网膜区域的视功能丧失，伴或不伴生理盲点扩大，电生理检查有不正常反应，视锥细胞比视杆细胞受累更多。急性期眼底无可见病变，后期可出现轻微的视网膜色素变动。

　　OCT 图像特征：OCT 检查中所有患者均表现为椭圆体带反光带紊乱、变薄或缺失，部分外核层变薄或缺失，RPE 层不规则。病变晚期，脉络膜厚度会随着时间的推移而变薄。

　　病例图示（图 18-2-1）：

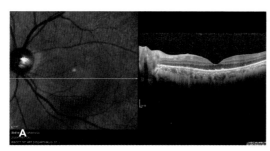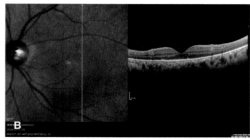

图 18-2-1　A、B. OCT 显示黄斑区及周围神经上皮层内层组织正常，椭圆体带广泛缺失

第三节　急性后部鳞状色素上皮病变

　　概述：急性后部鳞状色素上皮病变（acute posterior multifocal placoid pigment epitheliopathy，APMPPE）又称急性多发性缺血性脉络膜病变（acute mulfocal ischemic choroidophathy，AMIC），最早由 Gass 描述，他通过临床观察及荧光素眼底血管造影发现本病位于脉络膜，双眼患病，偶尔单眼出现症状。在本病急性期内，视力变化程度不同，可仅轻度减退或严重下降。眼底病变主要位于后极部，但也可远至赤道部。急性期眼底出现较多灰白色云彩状或奶油状病灶，呈圆形或多边形，不一定如鳞状，边界不清晰，偶尔融合成片。2～5 周后，病灶可自发消退，中央病灶变得较为清晰，随之有色素沉着和（或）脱色素。病灶之间还可见相对正常的橘红色眼底。当病变多而密集时，可融合成片甚至如地图状，往往在同一眼底可见不同时期的病灶。

　　OCT 图像特征：OCT 可见 RPE 层针尖样及圆顶样凸起，外界膜、椭圆体带均显示不清或缺失。

　　病例图示（图 18-3-1）：

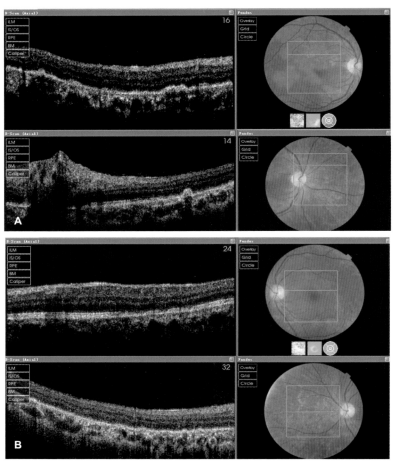

图 18-3-1　A. 右眼后极部与鼻侧彩色眼底照相均可见黄白色斑片状病灶，部分病灶融合；OCT 显示断层图像中多发的圆顶样隆起，椭圆体带缺失。B. OCT 显示后极部扫描线对应的断层图像上椭圆体带部分缺失，鼻侧扫描线对应处的椭圆体带完全缺失

第四节　多发性一过性白点综合征

概述：多发性一过性白点综合征（multiple evanescent white dot syndrome，MEWDS）于 1984 年由 Jampol 等首次报道，病因尚不明确，多认为与病毒感染及自身免疫性疾病有关。本病多见于青年女性，多单眼发病，其主要的临床症状是视力下降、闪光感或眼前黑影。眼底表现为后极部或视盘周围多发的灰黄色或灰白色病灶，位于视网膜深层，大约 80% 的患者可伴有视盘充血、水肿。

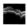

OCT 图像特征：病灶主要位于外层视网膜，可见嵌合体带及椭圆体带的结构紊乱、中断，伴有形态呈锥形或圆顶形、大小不等的强反射物质堆积，其基底部位于 RPE 层，尖端指向内层视网膜，可延伸至外核层及外丛状层。

病例图示（图 18-4-1）：

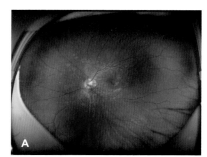
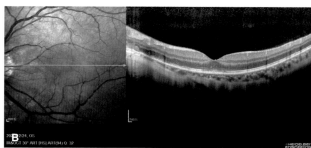
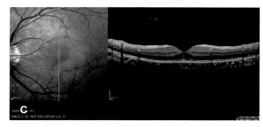
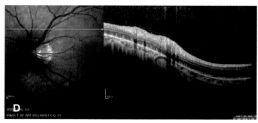

图 18-4-1　A. 左眼彩色眼底照相显示后极部与视盘周围多发斑点状黄白色病灶。B. 经黄斑中心凹水平扫描显示视盘与黄斑之间椭圆体带不连续，黄斑中心凹下方椭圆体带缺失。C. 经黄斑中心凹垂直扫描显示黄斑中心凹下方椭圆体带缺失，黄斑上方见大小不等的锥形及圆顶形强反射物质堆积。D. 视盘上方水平扫描显示与扫描线对应处的嵌合体带及椭圆体带的结构紊乱、中断，可见多处形态呈锥形或圆顶形、大小不等的强反射物质堆积，其基底部位于色素上皮层，尖端指向内层视网膜，延伸至外核层

第五节　福格特 - 小柳 - 原田综合征

概述：福格特 - 小柳 - 原田综合征（Vogt-Koyanagi-Harada syndrome，VKH）是以双眼肉芽肿性葡萄膜炎为特征的自身免疫性疾病，常伴有脑膜刺激征、听觉功能障碍、皮肤和毛发异常。本病好发于青壮年，男、女发病比例相当，是我国常见的葡萄膜炎类型。VKH 早期的弥漫性脉络膜炎、脉络膜视网膜炎和神经视网膜炎称为原田病，VKH 后期的复发性肉芽肿性前葡萄膜炎称为小柳病，临床自然病程一般为病变从眼后段逐渐发展至眼前段，在病程后期逐渐出现肉芽肿性炎的特征。神经上皮层出现脱离，但此时多伴有脉络膜弥漫性肿胀，有时可见以视盘为中心的放射

状皱褶，视网膜皱褶常见。达伦－富克斯结节（Dalen-Fuchs 结节）亦是一种肉芽肿，多位于下方及颞侧周边部，数个至数百个不等，新鲜时为视网膜下边界不清、稍隆起的黄白色斑点，逐渐变为边界清楚的萎缩斑，可伴色素增生。患者也多在此期出现毛发变白和白癜风。

OCT 图像特征：多发的视网膜神经上皮层脱离是特征性改变，以后极部为主，有时可伴有多发的色素上皮脱离。渗出性视网膜脱离多在下方，严重者可呈球状脱离。新鲜的 Dalen-Fuchs 结节表现为 RPE 光带水平的局灶性小隆起；萎缩的 Dalen-Fuchs 结节表现为病灶边界清晰，RPE 光带缺失或变薄、形态不规则。由于色素脱失，病灶后方透光增强。

病例图示（图 18-5-1）：

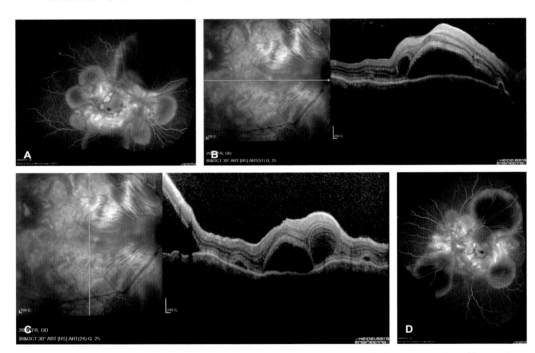

图 18-5-1　A. 右眼造影拼图显示右眼后极部及视盘周围多湖状荧光素潴留。B. 右眼黄斑区水平 OCT 显示黄斑区神经上皮层增厚，浆液性脱离。C. 右眼黄斑区垂直 OCT 显示黄斑区神经上皮层增厚，多发神经上皮层浆液性脱离。D. 原田病右眼造影拼图显示右眼后极部及视盘周围多湖状荧光素潴留。E. 左眼黄斑区水平 OCT 显示黄斑区神经上皮层增厚，多发浆液性脱离。F. 左眼经视神经水平 OCT 显示视神经周围多发神经上皮层浆液性脱离。G. 右眼 Dalen-Fuchs 结节彩色眼底照相显示右眼底呈晚霞状，周边视网膜下见大量散在黄色斑点状病灶。H. 经 Dalen-Fuchs 结节水平 OCT 显示病灶处为萎缩斑，色素上皮层光带局部变薄，后方透光增强。I. 经 Dalen-Fuchs 结节垂直 OCT 显示病灶处呈边界清晰的萎缩斑，色素上皮层光带不完整，后方反射光透射增强

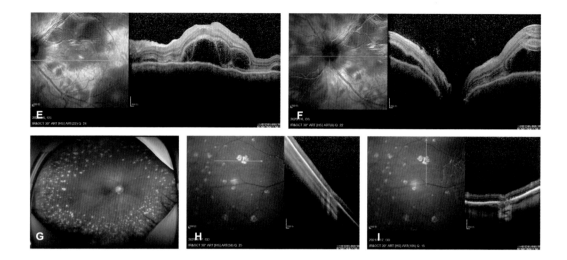

第六节 Behcet 病

概述：Behcet 病是一种以系统性血管炎为病理基础的自身免疫性疾病，临床表现为以口腔溃疡、葡萄膜炎、多形性皮肤损害、生殖器溃疡等为特征的多系统、多器官受累。Behcet 病多发生于东亚、西亚、东南亚和地中海沿岸地区，好发于青壮年，男女发病比例相近。 Behcet 病性葡萄膜炎是我国常见的葡萄膜炎类型，男性多发，且是临床上最顽固的葡萄膜炎之一。

OCT 图像特征：Behcet 病在眼部常表现为全葡萄膜炎。OCT 可见神经上皮层水肿、增厚，神经上皮层内或下方低反射液体积聚，黄斑区神经上皮层浆液性脱离；病程较长者可见黄斑区视网膜前膜形成，表现为黄斑区神经上皮层前膜样的中高反射条带附着。部分患者的椭圆体带不连续。偶见视神经视网膜炎的表现，表现为视神经乳头水肿，黄斑区神经上皮层浆液性脱离，视盘与黄斑间神经上皮层内高反射的硬性渗出。

病例图示（图 18-6-1）：

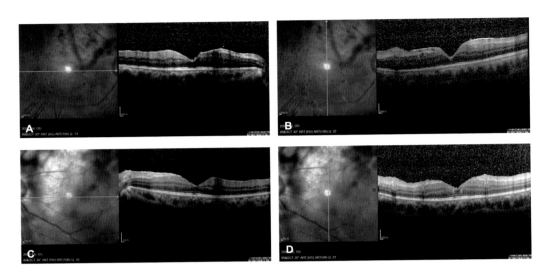

图 18-6-1　A. 右眼黄斑区水平扫描显示屈光间质混浊，黄斑区神经上皮层水肿、增厚，黄斑中心凹下方及视盘与黄斑之间部分椭圆体带缺失。B. 右眼黄斑区垂直扫描显示黄斑区神经上皮层前方有中高反射的视网膜前膜附着。C. 左眼黄斑区水平扫描显示左眼黄斑区神经上皮层水肿，视盘与黄斑间神经上皮层前见中高反射视网膜前膜附着。D. 左眼黄斑区垂直扫描显示黄斑区神经上皮层水肿，黄斑区嵌合体带反射增强

第七节　交感性眼炎

概述：交感性眼炎（sympathetic ophthalmia）是发生于单侧眼球穿通伤或内眼术后的一种双侧肉芽肿性葡萄膜炎，受伤眼称为诱发眼，对侧眼称为交感眼。潜伏期多为 2 周至 2 个月。90% 的患者在伤后或术后 1 年内发生交感性眼炎，据文献报道有潜伏期达 50 年以上者。临床表现与 VKH 相似，以双侧肉芽肿性葡萄膜炎、多发性神经上皮层脱离、晚霞状眼底和 Dalen-Fuchs 结节为特征，但通常不遵循 VKH 的临床病程发展规律，且少有 VKH 的眼外表现，诱发眼常先有症状，之后蔓延至交感眼。

OCT 图像特征：交感性眼炎的 OCT 表现与原田病的 OCT 表现类似，表现为后极部神经上皮层下积液、神经上皮层浆液性脱离，RPE 紊乱及脉络膜增厚。

病例图示（图 18-7-1）：

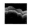

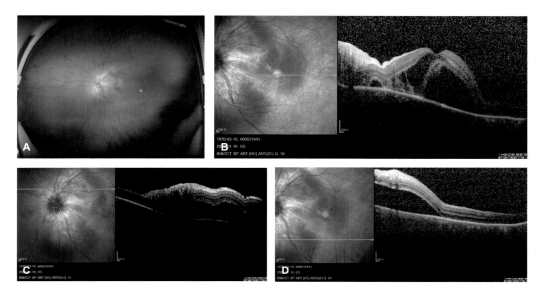

图 18-7-1　A. 超广角彩色眼底照相显示左眼黄斑区及视盘周围视网膜多发隆起。B. 左眼黄斑区水平 OCT 显示黄斑区神经上皮层浆液性脱离。C. 左眼视盘上方水平 OCT 显示视盘上方神经上皮层浆液性脱离。D. 左眼颞下水平 OCT 显示颞下神经上皮层浆液性脱离

第八节　梅毒性葡萄膜视网膜炎

概述：梅毒（syphilis）是由梅毒螺旋体（苍白螺旋体）引起的一种性传播或血源性感染的疾病，临床上分为获得性梅毒和先天性梅毒。梅毒的眼部表现多样，包括多种类型的脉络膜视网膜炎和其他异常，通常双眼发病，葡萄膜炎是最常见的损害，主要表现包括玻璃体炎、脉络膜视网膜炎、局灶性视网膜炎、坏死性视网膜炎、视网膜血管炎、渗出性视网膜脱离、视神经炎和视神经视网膜炎等。其中又以肉芽肿性和非肉芽肿性虹膜睫状体炎最多见，脉络膜炎和脉络膜视网膜炎是常见的后部损害。

OCT 图像特征：玻璃体可见点状高反射，受累视网膜层次不清晰，神经纤维层轻度增厚，神经上皮层浅脱离，视网膜色素上皮层可见针尖样、锯齿样突起，受累视网膜外界膜及肌样体带、椭圆体带结构不清、不连续或消失。治疗后玻璃体点状高反射减少，神经上皮层脱离恢复。

病例图示（图 18-8-1）：

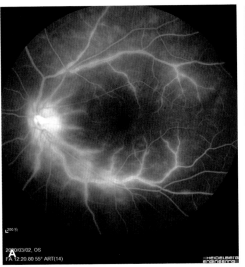

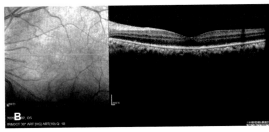

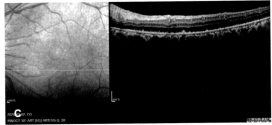

图 18-8-1　A. 患者血液中抗梅毒螺旋体抗体阳性。荧光素眼底血管造影显示视网膜血管壁荧光素渗漏，视盘强荧光染色。B. 左眼经黄斑中心凹水平 OCT 显示黄斑区椭圆体带缺失，黄斑区周围见小的锯齿状隆起。C. 左眼黄斑下方水平 OCT 显示黄斑区下方椭圆体带缺失，色素上皮层光带前方见多发的针尖状隆起

（刘彩辉）

参考文献

[1] 王霄娜, 毛羽, 游启生, 等. PPD与结核感染T细胞斑点试验阳性的匐行样脉络膜炎眼底影像学特征研究. 中华眼科杂志, 2020, 56(12):914-919.

[2] 邢怡桥, 刘芳, 李拓. 多模式成像在匐行性脉络膜炎中的应用进展. 国际眼科杂志, 2019, 19(9):1483-1487.

[3] 闫原野, 王小中, 丁婕, 等. 急性区域性隐匿性外层视网膜病变的多模式光学影像学观察. 皖南医学院学报, 2019, 38(3):233-235, 242.

[4] 林怡均, 窦宏亮. 急性区域性隐匿性外层视网膜病变. 中华眼底病杂志, 2019, 35(3):302-305.

[5] 周才喜, 张智萍, 毛爱玲, 等. 急性区域性隐匿性外层视网膜病变的眼底光学影像学特征及意义. 中国实用眼科杂志, 2016, 34(10):1094-1098.

[6] 雍红芳, 韩宁, 吴瑛洁, 等. 应用多模影像技术分析多发性一过性白点综合征. 中国眼耳鼻喉科杂志, 2020, 20(2):101-106.

[7] 谢娟, 侯军军, 侯佳, 等. 眼底自发荧光在多发性一过性白点综合征中的诊断价值. 中

国药物与临床, 2020, 20(2):195-197.

[8]　卢彦, 郑鹏翔, 叶祖科, 等. 多发性一过性白点综合征患眼的眼底多模式影像特征观察. 中华眼底病杂志, 2019, 35(4):333-337.

[9]　赵玥, 姚牧笛, 姚进. 多发性一过性白点综合征患眼光相干断层扫描血管成像的影像特征观察. 中华眼底病杂志, 2019, 35(1):76-78.

[10]　周婉瑜, 杨治坤, 刘新书, 等. Behcet病葡萄膜炎缓解期黄斑中心凹结构与视力的关系研究. 中华眼科杂志, 2015, 10:746-749.

[11]　孙利娜. FFA与OCT检查在葡萄膜炎诊疗中的价值. 国际眼科杂志, 2017, 17(8):1572-1575.

[12]　刘新书, 高斐, 赵潺, 等. 白塞综合征葡萄膜炎临床特点分析. 中华眼科杂志, 2020, 56(3):217-223.

[13]　李伊茗, 颜华. 交感性眼炎临床诊疗的研究现状与进展. 中华眼底病杂志, 2020, 36(9):730-734.

[14]　狄宇, 叶俊杰. 交感性眼炎的研究现状. 中华眼科杂志, 2017, 53(10):778-782.

[15]　张娟, 黎铧, 肖丽波, 等. 不同病变阶段急性梅毒性后极部鳞样脉络膜视网膜炎患眼多模式影像特征观察. 中华眼底病杂志, 2020, 36(9):697-701.

[16]　张敏, 王志学. 首诊眼科的急性梅毒性后极部鳞样脉络膜视网膜炎一例. 中华眼视光学与视觉科学杂志, 2020, 22(7):546-548.

[17]　钟小舒, 彭俊芳, 蔡素萍. 120例梅毒性葡萄膜炎患者的临床特征及治疗效果. 现代临床医学, 2020, 46(4):278-279, 284.

[18]　顾莉莉, 王彦荣, 高凡, 等. 梅毒性脉络膜视网膜炎患者眼底光学相干断层扫描特征. 眼科新进展, 2017, 3(6):565-568.

[19]　呼风, 王霄娜, 曹绪胜, 等. 梅毒性后极部鳞样脉络膜视网膜炎临床表现及影像学特征. 中华眼科杂志, 2017, 53(5):352-357.

[20]　Arvanitogiannis A. Case report: a rare variant of macular serpiginous choroiditis. Optom Vis Sci, 2019, 96(8): 620-624. doi: 10.1097/OPX.0000000000001412.

[21]　Dutta Majumder P, Biswas J, Gupta A. Enigma of serpiginous choroiditis. Indian J Ophthalmol, 2019, 67(3): 325-333. doi: 10.4103/ijo.IJO_822_18.

[22]　Gass JD. Acute zonal occult outer retinopathy: Donders Lecture: The Netherlands Ophthalmological Society, Maastricht, Holland, June 19, 1992. 1993. Retina, 2003, 23(6 Suppl): 79-97.

[23]　Maehara H, Sekiryu T, Sugano Y, et al. Choroidal thickness changes in acute zonal occult

outer retinopathy. Retina, 2019, 39(1): 202-209.

[24] Collía Fernández A, García Sánchez JM, Rivera-Pérez de Rada P, et al. Recurrent vertebrobasilar strokes associated with acute posterior multifocal placoid pigment epitheliopathy (APMPPE). Neurologist, 2020, 25(5): 131-136.

[25] Oliveira MA, Simão J, Martins A, et al. Management of acute posterior multifocal placoid pigment epitheliopathy (APMPPE): insights from multimodal imaging with OCTA. Case Rep Ophthalmol, 2020 , 2020: 7049168.

[26] Kitamura Y, Oshitari T, Kitahashi M, et al. Acute posterior multifocal placoid pigment epitheliopathy sharing characteristic OCT findings of Vogt-Koyanagi-Harada disease. Case Rep Ophthalmol Med, 2019, 2019: 9217656.

[27] Furino C, Shalchi Z, Grassi MO, et al. OCT Angiography in acute posterior multifocal placoid pigment epitheliopathy. Ophthalmic Surg Lasers Imaging Retina, 2019, 50(7):428-436.

[28] Raven ML, Ringeisen AL, Yonekawa Y, et al. Multi-modal imaging and anatomic classification of the white dot syndromes. Int J Retina Vitreous, 2017, 3: 12.

[29] Skopis G, Padidam S, Do B. Spontaneous resolution of unilateral Behcet's associated neuroretinitis. Am J Ophthalmol Case Rep, 2020, 20:100966. doi: 10.1016/j.ajoc. 2020. 100966.

[30] Aksoy FE, Basarir B, Altan C, et al. Retinal microvasculature in the remission period of Behcet's uveitis. Photodiagnosis Photodyn Ther, 2020, 29:101646. doi: 10.1016/j. pdpdt.2019.101646.

[31] Hosseini SM, Shoeibi N, Azimi Zadeh M, et al. Persumed sympathetic ophthalmia after scleral buckling surgery: case report. J Ophthalmic Inflamm Infect, 2021, 11(1): 4. doi: 10.1186/s12348-020-00233-z.

[32] Chean CS, Lim CS, Kumar P, et al. An atypical presentation of sympathetic ophthalmia in an intact globe following mechanical fall: a case report and literature review. Vision (Basel), 2021, 5(1): 11. doi: 10.3390/vision5010011.

[33] Yang J, Li Y, Xie R, et al. Sympathetic ophthalmia: report of a case series and comprehensive review of the literature. Eur J Ophthalmol, 2021, 31(6):3099-3109. doi: 10.1177/1120672120977359.

第十九章 眼底先天性异常

第一节 先天性视盘大凹陷

概述：先天性视盘大凹陷（big crater nipple）是指视盘中央的生理凹陷比正常眼扩大和加深，凹陷的面积可达 1/2 PD 或 1/2 PD 以上，杯盘比可大于 0.4，多年复查无改变，不似青光眼（其杯盘比进行性增大）。对可疑病例应定期复查眼压、眼底与视野，以鉴别其视盘大凹陷是否具有临床意义。

OCT 图像特征：眼底彩色照相显示视盘明显增大，OCT 水平与垂直扫描见视杯增大、增深。

病例图示（图 19-1-1）：

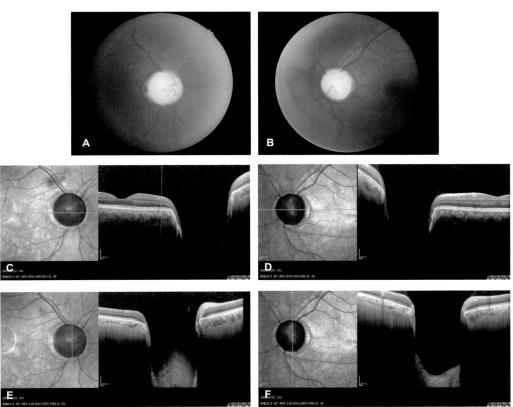

图 19-1-1　A、B. 彩色眼底照相显示双眼视盘增大，视杯加深，双眼视力均为 1.0。C ～ F. 对双眼视神经行水平与垂直 OCT，显示视杯明显增大、加深，边缘陡峭

第二节　牵牛花综合征

概述：牵牛花综合征（morning glory syndrome）是视盘的先天性发育异常，Kindler 于 1970 年根据该病的眼底形态似一朵盛开的牵牛花而予以命名。本病少见，发病机制尚不清楚，可能是视神经缺损的一种类型，也可能与视盘中心区胶质发育异常有关。本病男女发病比例相近，大多为单侧性，患眼视力自幼高度不良，往往伴有高度近视、眼球类震颤等。在检眼镜下，视盘面积明显扩大，一般达 4 ~ 5 PD，呈粉红色，中央有漏斗状凹陷，凹陷底部被絮状物质充填，有 10 余支或 20 余支粗细不等的血管自充填物边缘穿出，径直走向周边部，动静脉难以分清。

OCT 图像特征：牵牛花综合征患者的视杯扩大，视杯周围可见嵴样隆起。部分患者的视杯内由于胶质增生，见不到扩大加深的视杯，视杯内被中等反射的增生胶质充填，视杯周围视网膜组织正常或伴有视网膜内层劈裂。

病例图示（图 19-2-1）：

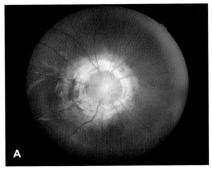

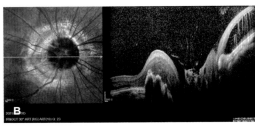
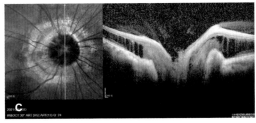

图 19-2-1　A. 彩色眼底照相显示右眼视盘增大，周围见嵴样隆起与少量色素沉着，视网膜血管分支多，径直走向周边部，动静脉血管不易分辨。B. 水平扫描显示视盘增大，周围见嵴样隆起，视杯内见絮状中等回声，鼻侧视网膜内层劈裂。C. 垂直扫描显示视盘上方与下方均可见视网膜内层劈裂，劈裂的组织间见柱状组织相连

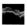

第三节　视网膜有髓鞘神经纤维

概述：视网膜有髓鞘神经纤维（retinal medullated nerve fibers）的病因不明，可能与筛板发育异常有关。视神经髓鞘纤维从中枢向周围生长，出生时视神经髓鞘纤维达到并止于乳头筛板后端。正常情况下，视神经从外侧膝状体至巩膜筛板有髓鞘纤维包绕。出生后眼底检查看不到有髓鞘的神经纤维。若发育异常，出生后1个月或几个月内，髓鞘继续生长而超过筛板水平，到达视网膜甚至较远处的眼底，形成白色混浊的有髓鞘神经纤维。

OCT图像特征：有髓鞘神经纤维因其色白、不透明，OCT表现为神经纤维层明显增厚，反射增强，呈中等强度反射或高反射，视盘正常或轻度隆起。

病例图示（图19-3-1）：

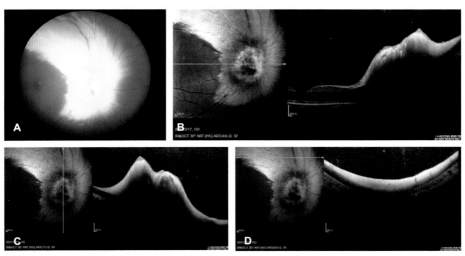

图 19-3-1　A.彩色眼底照相显示大片白色神经纤维组织完全遮盖视盘，在视网膜上沿神经纤维走行分布，末端呈羽毛状。B.经视盘水平扫描的OCT显示视盘隆起，表面呈中等强度反射。C.经视盘垂直扫描的OCT显示视盘隆起，表面与周围神经纤维层增厚，反射增强。D.水平扫描显示视盘上方神经纤维层明显增厚，反射增强

第四节　先天性黄斑异常

概述：黄斑（macular）在发育过程中，任何内在和外来影响黄斑发育的因素，都可能引起其发育异常，表现为发育不全或完全不发育。黄斑大小、形态、中心凹反光等的轻度变异尚不会明显影响黄斑的功能，完全不发育者表现为视力缺损没有视力。先天性黄斑异常分为黄斑缺损或部分缺损、发育不良及黄斑异位等。

OCT 图像特征：典型的黄斑缺损表现为黄斑区大小不一的凹陷，神经上皮层组织变薄，缺损的后方由于缺乏色素的遮蔽而透光增强，表现为大片的高反射。黄斑发育不良可单独出现，亦可并发于葡萄膜渗漏综合征等疾病，OCT 表现为神经上皮层内五层（内界膜、神经纤维层、神经节细胞层、内丛状层、内核层）并未终止于黄斑中心凹，无正常黄斑中心凹形态。

病例图示（图 19-4-1，19-4-2）：

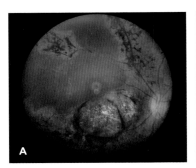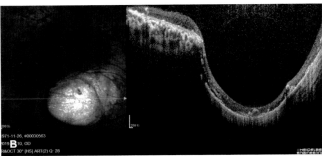

图 19-4-1　A. 彩色眼底照相显示右眼色素性静脉旁视网膜脉络膜萎缩伴黄斑缺损。B. OCT 显示右眼黄斑区有一较大的凹陷，神经上皮层变薄，后方见大片高反射

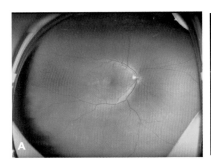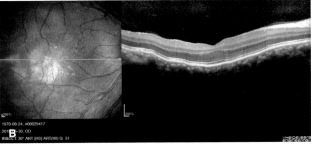

图 19-4-2　A. 彩色眼底照相未见明显异常，未见黄斑中心凹反射。B. OCT 显示黄斑区视网膜神经上皮发育不良，神经上皮层内五层并未终止于黄斑中心凹，无正常黄斑中心凹形态

第五节　先天性脉络膜缺损

概述：脉络膜缺损（coloboma of choroid）是较为常见的先天性眼底组织缺损，实际上是脉络膜及视网膜色素上皮层的缺损。脉络膜缺损的发生与胚胎裂的发育异常密切相关。

OCT 图像特征：缺损区域明显凹陷，神经上皮层组织变薄；缺损区域后方因 RPE 层缺失，透光增强，呈大片的高反射。

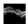

病例图示（图 19-5-1）：

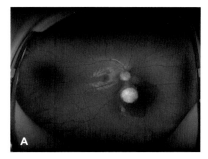
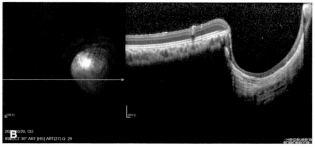

图 19-5-1　A. 彩色眼底照相显示视盘表面血管走行异常，视盘下方局灶性脉络膜缺损呈黄白色。B. OCT 显示缺损区域明显凹陷，神经上皮层组织变薄，缺损后方呈大片高反射

第六节　眼白化病

概述：白化病是由酪氨酸酶缺乏或功能减退引起皮肤及附属器官黑色素缺乏或合成障碍的一种遗传性疾病。患者的视网膜无色素，虹膜和瞳孔呈淡粉色，怕光。患者的皮肤、眉毛、头发及其他体毛都呈白色或黄白色。白化病属于家族遗传性疾病，为常染色体隐性遗传，常发生于近亲结婚的人群中。白化病的遗传图谱：患者双亲均携带白化病基因，本身不发病。如果夫妇双方同时将所携带的致病基因传给子女，子女就会患病。眼白化病为 X 连锁隐性遗传病，母亲所携带的白化病基因传给儿子时才患病，传给女儿的一般不患病。2018 年 5 月 11 日，国家卫生健康委等 5 部门联合制定了《第一批罕见病目录》，白化病被收录其中。

OCT 图像特征：

病例图示（图 19-6-1）：

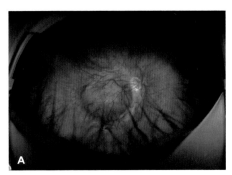
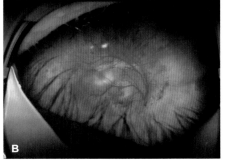

图 19-6-1　A、B. 彩色眼底照相显示双眼视网膜色素缺失，清晰透见脉络膜血管组织

第七节　先天性视盘小凹

概述：先天性视盘小凹（congenital pit of optic）是一种较少见的视盘发育不良，视盘神经实质内局部先天性缺损。1882 年由 Wiethe 首次描述本病。70% 的先天性视盘小凹发生于视盘颞侧，约 20% 发生于中心，其他位置的视盘小凹不超过 10%。在视盘颞侧小凹的患者中，40% ~ 60% 的患者最后将发生黄斑水肿或视网膜神经上皮组织脱离、劈裂。

OCT 图像特征：视盘颞侧筛板组织缺失，呈无组织反射的暗区，与靠近视盘边缘处的视网膜神经上皮劈裂有连通的光学空腔。乳头黄斑束区及黄斑区视网膜劈裂，伴黄斑区神经上皮层浆液性脱离。

病例图示（图 19-7-1）：

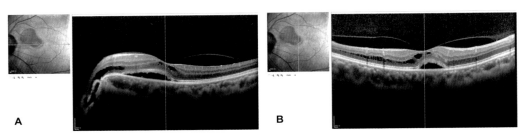

图 19-7-1　A. 经黄斑区水平扫描的 OCT 显示，左眼视盘颞侧神经上皮层间可见无反射的空腔，空腔内见条形中等反射，黄斑中心凹附近神经上皮层组织内存在无反射囊腔，黄斑区神经上皮层浆液性脱离。B. 垂直扫描的 OCT 显示黄斑区神经上皮层浆液性脱离，黄斑上方的神经上皮层劈裂，劈裂的视网膜组织间有柱状组织相连

（刘彩辉）

参考文献

[1] 欧阳君怡, 聂芬, 周丹, 等.OCTA在区分高度近视合并早期青光眼和生理性大视杯中的应用. 中华眼视光学与视觉科学杂志, 2021, 23(2):89-97.

[2] 史桂桃, 包秀丽, 申颖. 生理性大视杯、青光眼与非青光眼视神经病变鉴别体会. 内蒙古医科大学学报, 2017, 39(2):148-151.

[3] 陆慧琴, 吴惠琴, 张越梅, 等. 应用光学相干光断层成像术检测临床大视杯分析报告. 陕西医学杂志, 2015, 44(12):1665-1666.

[4] 赵军, 胡连娜, 赵宏伟, 等. SD-OCT在观察生理性大视杯人群RNFL及神经节细胞复合体中的应用. 中国中医眼科杂志, 2014, 24(5):334-337.

[5] 戈瑶. 大视杯的判读和鉴别. 武汉:华中科技大学, 2014.

[6] 黄厚斌, 梅晓白, 魏世辉, 等. 非青光眼性大视杯临床分析. 眼科, 2012, 21(5):306-309.

[7] 李霞, 彭晓燕. 先天性视盘凹陷性疾病的相干光断层扫描研究进展. 国际眼科纵览, 2020, 44(1):18-24.

[8] 余凯芩, 张琦, 赵培泉. 牵牛花综合征诊断治疗与遗传和发病机制的研究现状及进展. 中华眼底病杂志, 2017, 33(5):557-560.

[9] 底煜, 张轶欧, 聂庆珠, 等. 牵牛花综合征的视网膜电图与光学相干断层扫描的观察分析. 中国斜视与小儿眼科杂志, 2015, 23(2):24-26, 28-29.

[10] 褚煜, 杨燕宁, 蔡明高, 等. 光相干断层扫描观察牵牛花综合征合并黄斑劈裂一例. 中国实用眼科杂志, 2010, 28(12):1382-1383.

[11] 任美侠, 王勇. 先天性黄斑缺损1例. 中国眼耳鼻喉科杂志, 2020, 20(4):326-327.

[12] 赵芳, 杨兰, 韩媛. 双眼先天性黄斑缺损病1例. 临床眼科杂志, 2020, 28(2):180-181.

[13] 杜东成. 双眼先天性黄斑缺损的OCT检查二例. 中国斜视与小儿眼科杂志, 2010, 18(4):172-173.

[14] 张红, 李娟娟, 盛智超, 等. 先天性黄斑缺损的相干光断层扫描图像分析. 临床眼科杂志, 2010, 18(2):121-122.

[15] 吴敏, 肖丽波, 李娟娟, 等. 先天性黄斑缺损的光学相干断层扫描图像特征分析. 实用医学杂志, 2010, 26(8):1464-1465.

[16] 朱马汗·托克达尔汗, 卜倩, 高云仙. 双眼先天性虹膜脉络膜缺损合并白内障手术治疗一例. 眼科, 2020, 29(5):384-385.

[17] 于广委, 赵天美, 李曼, 等. 先天性虹膜脉络膜缺损并发晶状体脱位小角膜高度近视1例. 临床眼科杂志, 2019, 27(5):472-473.

[18] 黄潇, 杨茜, 黄欣. 玻璃体切除联合黄斑转位手术治疗先天性脉络膜缺损继发的视网膜脱离. 中国眼耳鼻喉科杂志, 2019, 19(2):78-81.

[19] 毛剑波, 劳吉梦, 沈丽君, 等. 婴儿先天性视神经缺损合并脉络膜缺损光相干断层扫描检查一例. 中华眼底病杂志, 2007, 33(5):546-547.

[20] 李霞, 彭晓燕. 先天性视盘凹陷性疾病的相干光断层扫描研究进展. 国际眼科纵览, 2020, 44(1):18-24.

[21] 王文英, 王志学. 视乳头小凹伴视网膜劈裂和脱离. 中华眼科杂志, 2015, 51(11):860.

[22] 王涛, 黄红深. 光学相干断层成像检查对隐匿性视盘小凹的临床意义. 中西医结合心血管病电子杂志, 2018, 6(36):89.

[23] Kourti P, Gonzalez-Martin J, Yeo DCM. Bilateral macular myelinated retinal nerve fibers and congenital nystagmus. Ophthalmology, 2020, 127(11):1497. doi: 10.1016/j.ophtha.2020.06.013.

[24] Hirawat RS, Nagesha CK, Divakar MM. Extensive myelinated nerve fibers in eye with colobomatous optic disk. Indian J Ophthalmol, 2020, 68(10):2264. doi: 10.4103/ijo.IJO_2234_19.

[25] Alenezi SH, Al-Shabeeb R, AlBalawi HB, et al. Bilateral myelinated nerve fiber layers, high hyperopia, and amblyopia. Saudi J Ophthalmol, 2021, 34(3):209-211. doi: 10.4103/1319-4534.310413.

[26] Handor H, Daoudi R. Myelinated retinal nerve fibers. Pan Afr Med J, 2014, 17:97. doi: 10.11604/pamj.2014.17.97.3144.

[27] Kalogeropoulos D, Ch'ng SW, Lee R, et al. Optic disc pit maculopathy: a review. Asia Pac J Ophthalmol (Phila), 2019, 8(3):247-255. doi: 10.22608/APO.2018473.

[28] Saoudi Hassani S, El Moize Z, Ben Dali I, et al. Colobome chorio rétinien unilatéral [Unilateral chorio retinal coloboma]. J Fr Ophtalmol, 2020, 43(7):681-682.

[29] Wehrmann K, Stumpfe S, Pettenkofer M, et al. Makulopathiebei Grubenpapille: Morphologische Kriterien im SD-OCT [Maculopathy with optic nerve pits: Morphological criteria in SD-OCT]. Ophthalmologe, 2018, 115(3):216-221. doi: 10.1007/s00347-017-0490-2.